脳神経外科 二刀流のススメ

Encouragement to be Hybrid Neurosurgeon

編著
吉村紳一
兵庫医科大学脳神経外科学講座主任教授

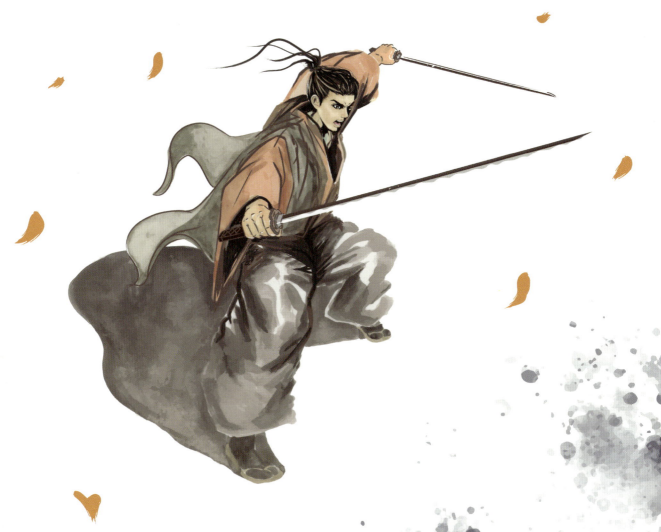

診断と治療社

脳神経外科における二刀流とは？

　脳血管内治療が急速に増加しています．これは脳動脈瘤用のステントや脳血栓回収機器など新規デバイスの開発と，治療の有効性に関するエビデンスの確立によるところが大きいと考えられます．フローダイバーターも認可され，今後も新たなデバイスが導入されることが見込まれています。この勢いで増加していくと，脳血管内治療が治療の第一選択になる日は遠くないように思います．

　では外科手術はなくなってしまうのでしょうか？答えは 'No' だと思います．それは，血管内治療が適応できない症例や外科手術のほうが治療成績がよいケースがあるからです．また，両者を組み合わせて治療すべき難しい症例もあります．そう考えると，患者さんにとってベストな治療を選び，そして自分自身で治療できる「二刀流」は当面のところ極めて有利な状況にあると考えられます．

　しかし，「二刀流」にも問題がないわけではありません．両方の治療をマスターするには，普通に考えると2倍の勉強が必要です．実際には解剖学の知識や神経学的診断，患者さんの管理などにおいて共通する知識が多いのですが，手技はまったく別物です．ですから，しっかりと勉強しないと，それぞれの技術が中途半端になってしまう可能性があるのです．また，よい指導者に恵まれない場合には，勉強法や現場の治療法について迷うことが多いものと思います．

　以上のような背景から，本書を刊行することとしました．まず「総論」では「二刀流」のプロフェッショナルから入門者まで，幅広い層の先生方に様々な視点から，「二刀流」の必要性や勉強法・教育法について解説していただきました．また，「各論」では，「二刀流」を学び，実践する過程で遭遇する典型例について，具体的に解説しました．

　本書では，「二刀流」を学び，実践していくために有用な情報を詳しく，かつ具体的に提供できるよう工夫を凝らしたつもりです．皆さんの明日からの診療にお役立ていただければ幸いです．

2019 年 10 月

兵庫医科大学脳神経外科学講座

主任教授　吉村紳一

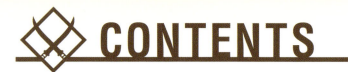

序　文	吉村紳一	iii
本書中で用いるおもな略語		vi
執筆者一覧		viii

総論

I　パイオニアからの一言
　それぞれの領域で一流であるために ……………………………… 郭　泰彦　2

II　私の経験
　1　血管内手術中心から二刀流へ ……………………………… 吉村紳一　6
　2　直達手術中心から二刀流へ ………………………………… 豊田真吾　9

III　二刀流のトレーニング
　1　二刀流をトレーニングする立場から ……………………… 白川　学　13
　2　二刀流を磨くために －学ぶ立場から－ ………………… 金城典人　15
　3　外科から二刀流へ －学ぶ立場から－ …………………… 松川東俊　17
　4　最初から二刀流へ －学ぶ立場から－ …………………… 棚田秀一　19

各論

Case 1	IC paraclinoid aneurysm	白川　学	23
Case 2	内頚動脈-前脈絡叢動脈分岐部動脈瘤	内田和孝	33
Case 3	大型内頚動脈瘤（硬膜内）	吉村紳一	41
Case 4	巨大内頚動脈瘤（海綿静脈洞内）	吉村紳一，松川東俊	51
Case 5	瘤から分枝のある症例（BA-AICA）	吉村紳一	57
Case 6	血豆状動脈瘤	白川　学	67
Case 7	動脈瘤穿孔	江頭裕介	75
Case 8	Acom 塞栓後の血栓症	榎本由貴子	83
Case 9	内頚動脈後交通動脈瘤（瘤から pcom 分岐）	別府幹也	91
Case 10	大型中大脳動脈瘤	山下太郎，清水史記	99
Case 11	コイル塞栓術後の再発前交通動脈瘤	豊田真吾	107
Case 12	主幹動脈急性閉塞例	内田和孝	114
Case 13	高度石灰化を有する頚動脈狭窄	山田清文	122
Case 14	大量ソフトプラークを有する頚動脈狭窄症	山田清文	129
Case 15	総頚動脈起始部狭窄症	金城典人	136
Case 16	頭蓋内内頚動脈狭窄と中大脳動脈狭窄の合併例	蔵本要二	144
Case 17	横静脈洞・S 状静脈洞部硬膜動静脈瘻（TSS dAVF）	立林洸太朗	152
Case 18	前頭蓋底硬膜動静脈瘻	垣田寛人	164
Case 19	後頭蓋窩硬膜動静脈瘻	立林洸太朗	172

iv

Case 20 脳動静脈奇形（AVM） .... 松川東俊　180
Case 21 脊髄動静脈奇形 / 硬膜動静脈瘻（spinal AVM/AVF） .... 陰山博人　187

索　引 195
あとがき .... 吉村紳一　199
動画再生方法 .... 巻末

さらに 極める！ 二刀流の視点から

ステント併用テクニック 30
外科治療が難しい症例への対応 39
どのような症例にフローダイバーターを適応すべきか？ 49
ハイフローバイパスの注意点 56
血管内治療の限界 65
血豆状動脈瘤のさまざまな治療方法 71
塞栓中の動脈瘤穿孔を避けるには？ 81
血小板凝集能の各種測定方法と意義 88
Pcom 瘤はどこまでコイル塞栓可能か？ また外科治療が難しいのは何か？ 95
MCA 瘤をどこまで血管内で治療するか？ 逆に外科ハイリスクは何か？ 103
再発瘤クリッピング・コイリング時の注意点 111
血栓回収療法のエビデンスのまとめ，急性期バイパスの文献的考察 119
石灰化病変に対してどこまで CAS を行うか？ 127
ソフトプラークにどこまで CAS を行うか？ プラーク逸脱時の対処は？ 134
大動脈弓部近傍の腕頭動脈や総頸動脈等，各アプローチのまとめと注意点 142
PTAS ハイリスク病変はどのようなものか？ 149
TSS dAVF に対する一歩進んだ治療手技 159
治療の疫学 170
tentorial dAVF における血管内治療の限界 179
複合治療を行う場合に外科医はどこをどの程度詰めて欲しいか？ 186
脊髄動静脈奇形/硬膜動静脈瘻の外科治療とその限界 192

Dr. 吉村のワンポイントアドバイス

Paraclinoid aneurysm をどう治療するか？ 32
前脈絡叢動脈瘤をどう治療するか？ 40
フローダイバーター事情 48
ハイフローバイパスはなくなるのか？ 56
二刀流の必須技術：バイパス術 66
血豆状動脈瘤の治療：ハイフローか血管内か？ 74
極小動脈瘤のコイル塞栓術 80
「ワンループ OK」は本当？ 90
動脈瘤からの分枝温存のためのステント選択 98
Suction decompression technique 106
急性期バイパス術 121
大動脈周辺の狭窄病変の治療 143
硬膜動静脈瘻の治療選択 163
前頭蓋底 dAVF の第一選択は開頭手術！ 171
AVM の治療方針をどう決めるか？ 185
脊髄 AV シャントをどう治療するか？ 193

v

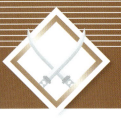

本書中で用いるおもな略語

略語	英名	和名
3D-CTA	three-demensional CT angiography	―
3D-DSA	three-dimensional digital subtraction angiography	3次元デジタルサブトラクション血管造影
ACA	anterior cerebral artery	前大脳動脈
Acho	anterior choroidal artery	前脈絡叢動脈
Acom	anterior communicating artery	前交通動脈
ACT	activated clotting time	活性化全凝固時間
AHA/ASA	American Heart Association/American Stroke Association	米国心臓協会および米国脳卒中協会
AICA	anterior inferior cerebellar artery	前下小脳動脈
APA	ascending pharyngeal artery	上咽頭動脈
BA	basilar artery	脳底動脈
CAS	carotid artery stenting	頚動脈ステント留置術
CBF	cerebral blood flow	脳血流
CCA	common carotid artery	総頚動脈
CEA	carotid endarterectomy	頚動脈内膜剥離術
CS	cavernous sinus	海綿静脈洞
CVR	cortical venous reflux	皮質静脈逆流
DAC	distal access catheter	―
DAPT	dual antiplatelet therapy	抗血小板薬2剤併用療法
dAVF	dural arteriovenous fistula	硬膜動静脈瘻
DMSO	dimethyl sulfoxide solvent	ジメチルスルホキシド
DSA	digital subtraction angiography	デジタルサブトラクション血管造影
DWI	diffusion weighted image	拡散強調画像
ECA	external carotid artery	外頚動脈
EPD	embolic protection device	エンボリックプロテクションデバイス
GCS	Glasgow coma scale	グラスゴー・コーマ・スケール
HIA	high intensity area	高信号域
ICA	internal carotid artery	内頚動脈
ICG	indocyanine green	インドシアニングリーン
IVUS	intravascular ultrasound	血管内超音波診断装置
MCA	middle cerebral artery	中大脳動脈
MEP	motor evoked potential	運動誘発電位
MMA	middle meningeal artery	中硬膜動脈
MRA	magnetic resonance angiography	磁気共鳴血管画像

略語	英名	和名
MRI	magnetic resonance imaging	核磁気共鳴画像
mRS	modified Rankin Scale	－
MTT	mean transit time	平均通過時間
NBCA	n-butyl-cyanoacrylate	－
NIHSS	National Institutes of Health Stroke Scale	－
OA	occipital artery	後頭動脈
OEF	oxygen extraction fraction	脳酸素摂取率
OFDI	optical frequency domain imaging	－
PAA	posterior auricular artery	後耳介動脈
PCA	posterior cerebral artery	後大脳動脈
Pcom	posterior communicating artery	後交通動脈
PET	positron emission tomography	陽電子断層撮影法
PICA	posterior inferior cerebellar artery	後下小脳動脈
PMA	posterior meningeal artery	後硬膜動脈
PSB	petrosquamous branch	－
PTA	percutaneous transluminal angioplasty	経皮的血管形成術
PTCA	percutaneous transluminal coronary angioplasty	経皮的冠動脈形成術
RA	radial artery	橈骨動脈
RCT	randomized controlled trial	ランダム化比較試験
SAH	subarachnoid hemorrhage	くも膜下出血
SAPT	single antiplatelet therapy	抗血小板薬単剤療法
SCA	superior cerebellar artery	上小脳動脈
SPACE	Sampling perfection with application optimized contrast using different flip angle evolution	－
SSS	superior sagittal sinus	上矢状静脈洞
STA	superficial temporal artery	浅側頭動脈
TAE	transarterial embolization	経動脈的塞栓術
TAPT	triple antiplatelet therapy	抗血小板薬 3 剤併用療法
TIA	transient ischemic attack	一過性脳虚血発作
TOF	time-of-flight	－
TTP	time to peak	ピーク到達時間
TVE	transvenous embolization	経静脈的塞栓術
VA	vertebral artery	椎骨動脈

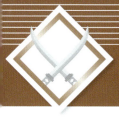

執筆者一覧

● 編　集
吉村紳一　　兵庫医科大学脳神経外科学講座主任教授

● 執　　筆（順不同）
郭　泰彦　　朝日大学病院脳神経外科
吉村紳一　　兵庫医科大学脳神経外科
豊田真吾　　関西労災病院脳神経外科
陰山博人　　兵庫医科大学脳神経外科
清水史記　　シミズ病院
榎本由貴子　岐阜大学医学部脳神経外科
内田和孝　　兵庫医科大学脳神経外科
白川　学　　兵庫医科大学脳神経外科
山下太郎　　畷生会脳神経外科病院，シミズ病院
蔵本要二　　兵庫医科大学脳神経外科
江頭裕介　　岐阜大学医学部脳神経外科
山田清文　　京都大学脳神経外科，兵庫医科大学脳神経外科
垣田寛人　　兵庫医科大学脳神経外科
別府幹也　　宝塚第一病院，兵庫医科大学脳神経外科
金城典人　　兵庫医科大学脳神経外科
松川東俊　　兵庫医科大学脳神経外科
立林洸太朗　兵庫医科大学脳神経外科
棚田秀一　　札幌禎心会病院脳神経外科，兵庫医科大学脳神経外科

総論

● 総論／I．パイオニアからの一言

それぞれの領域で一流であるために

朝日大学病院脳神経外科　郭　泰彦

① 二刀流とは

　二刀流という意味は直達手術も血管内治療も両方を行うということであるが，実質的には脳神経外科医で血管内治療も行っているドクターということになるのではないだろうか．ハイブリッドニューロサージャンとも呼ばれ，ヨーロッパでは two-hands neurosurgeon と自称しているドクターもいる．世界的にみると，ほとんどの場合は脳神経外科の専門医を取得した後に神経放射線のフェローとなり血管内治療のトレーニングを行うというパターンになるかと思うが，日本のようにレジデントの初期から直達手術と血管内治療のトレーニングを同時に行うというプログラムはむしろ稀有なものである．この二刀流と対比されるのは，直達外科医と血管内治療医のチーム医療ということになるが，本稿では二刀流とチーム医療を比較して前者にどのようなメリットがあるのかという点を筆者の個人的な経験を通じて論じてみたい．

② 脳血管内治療の黎明期

　話は 1988 年に遡る．当時，筆者は卒後 5 年目で，国立循環器病センター（現・国立循環器病研究センター）にレジデントとして赴任していた．それまでに脳神経外科医になるための初期研修を終えていたが，脳神経外科疾患の術前・術後管理が主な仕事であった．それに加え，脳血管撮影も重要な仕事の一つであった．当時は今のように MRI は普及しておらず，多列 CT も開発段階であったので，脳血管疾患の診断に占める脳血管撮影の重要性は非常に高いものがあった．毎日，脳血管撮影をしていたといっても過言ではない日々を過ごしていた．当時の国立循環器病センターには日本における脳血管内治療のパイオニアであった滝　和郎先生がおられ，幸いにもその滝先生から手ほどきを受けることができた．血管内治療に使える道具はバルーンカテーテルしかなく，それをリークバルーンとして液体塞栓物質を注入するために使うか，離脱型バルーンとして脳動脈瘤を塞栓するかというものであった．それらの限られた道具で，今から考えるとはなはだ解像度が悪い DSA を使用して治療を行うわけであるので，適応は極めて限定的で，脳血管内治療が行える施設は国内でも限られていた．ようやく 1990 年になり，トラッカーカテーテルという現在のマイクロカテーテルの原型が使用できるようになり，頭蓋内にバルーン以外のカテーテルを誘導できるようになって，急速に血管内治療の適応は広がった．ちょうどその頃に筆者自身が若輩ながら血管内治療のチーフに任命され，脳動静脈奇形の塞栓術を中心に脳動脈瘤の血管内治療も行うようになっていたが，脳動脈瘤の塞栓術がルーチンに行えるようになったのは 1994 年に mechanical detachable coil が導入されて以降であった．

③ クリッピング治療の修業時代

　ちょうど時を同じくして，脳動脈瘤の開頭クリッピング術も術者として行うようになっていた．最初は誰もが経験するように前方循環の問題のない動脈瘤からはじめて，徐々に難易度の高い症例にも挑戦していた．1995年頃になると後頭蓋窩の動脈瘤や大型動脈瘤のクリッピングも行うようになっていたが，当時はまだ頭蓋底外科手技を習得していなかったこともあり，自信をもって治療できる段階にはまったく達していなかった．1996年から約2年間チューリッヒ大学脳神経外科に留学する機会を与えてもらい，そこで恩師の米川泰弘教授の手術の助手につく日々を過ごすことで非常に有用な見取り稽古を行うことができた．同時に解剖学教室でcadaver dissectionを行うという贅沢な機会を与えてもらい，米川教授の手術手技を実際に見ると同時にcadaverで頭蓋底の骨を削除するというトレーニングを積むことができた．帰国後にそれらの手技を実際に行うことで頭蓋底外科手技への苦手意識も払拭することができ，傍床突起内頚動脈瘤や脳底動脈先端部動脈瘤の治療に少しは自信をもてるようになった．

④ 二刀流の出番

　一方でチューリッヒ大学にいた間は血管内治療を行う機会はなかったので，1998年に帰国してから血管内治療を再開した時には一種の恐怖感のようなものを感じたのを覚えている．1997年からGDC（Guglielmi Detachable Coil）が日本でも使用できるようなっていたので，新しいデバイスを使用するということもその感覚を起こさせた原因かもしれないが，症例を重ねることでそれらの違和感もほどなく払拭された．明確なネックを有するような脳底動脈先端部動脈瘤に対するコイル塞栓術は非常に有効な治療手技でクリッピングの出る幕はなくなるかに思えた．しかし，そのような明確なネックを有する症例ばかりではなかった．そんな時に，ネックがかなり広い破裂大型脳底動脈先端部動脈瘤にコイル塞栓術を行った際に後大脳動脈が閉塞してしまい，重篤な後遺症をきたした例を経験した．当時は現在のようなステントやバルーンアシストテクニックは使えなかったので，広茎の脳底動脈先端部動脈瘤に対してはクリッピングのほうが優っていると考えて，そのような症例にはもっぱらクリッピングを行った．脳底動脈先端部動脈瘤に対してはコイル塞栓とクリッピングがほぼ半々という時期が5年ほど続いた．

⑤ 破裂大型脳底動脈先端部動脈瘤でのクリッピングのピットフォール

　そんな時期の2004年にまたネックがかなり広い破裂大型脳底動脈先端部動脈瘤を経験した．左後大脳動脈は動脈瘤そのものから分岐していた．血管内治療での苦い経験と，その頃までに小型の脳底動脈先端部動脈瘤に対するクリッピングの経験を十分積んでいたので，その時はクリッピングを選択した．右Pterional approachで前床突起を削除して術野を広げるとともに内頚動脈の可動性をもたせて脳底動脈先端にアプローチし，脳底動脈にテンポラリークリップをかけて右後大脳動脈から分岐する穿通枝をすべて剥離し，さらに対側の後大脳動脈の近くまで脳底動脈先端部の穿通枝を確認して見える範囲のすべての分枝を避けてクリッピングを行った．クリッピング後に動脈瘤をつぶして左後大脳動脈の裏側を確認したところ，1本のかなり太い穿通枝を一緒に挟んでいることがわかったので，クリップをかけ直してその穿通枝を温存した．クリップで穿通

枝を挟んでいた時間は 10 分程度であった．非常に満足した気持ちで手術を終えたが，天狗の鼻をへし折られるような事実が術後に待ち受けていた．患者が麻酔から覚醒することはなく，MRI では中脳正中部に梗塞を生じていた．一時的にせよクリップで挟んでしまっていた優位な穿通枝が原因であると考えられた．自分としては手術で最善のことを行ったつもりで，手技に満足感を覚えていたにもかかわらず，重要な穿通枝領域の梗塞を防ぎ得なかったという事実は，その後の脳底動脈先端部動脈瘤に対する治療法の選択に大きく影響するようになった．すなわち直達手術において，ある程度以上の大きさの脳底動脈先端部動脈瘤ですべての穿通枝を目視下に温存し得るかという点に疑問が生じたわけである．ちょうどその頃に balloon neck plasty 用の柔軟な Hyperform balloon が上市された．ほどなく同様の広茎の破裂大型脳底動脈先端部動脈瘤を経験した．その例には Hyperform を使用して balloon neck plasty 下にコイル塞栓を行った．短時間で完全閉塞が得られ，術後も何の問題も生じることなく経過した．その症例を経験して以降，脳底動脈先端部動脈瘤に対してはクリッピングを行うことはなくなった．現在ではステントも使用することができ，脳底動脈先端部に対しては Y ステントや horizontal stent などのオプションもあり，さらに血管内治療がやりやすくなっている．

⑥ 傍床突起内頚動脈瘤でのコイル塞栓術のピットフォール

　一方，血管内治療が優位とされているもう一つの部位である傍床突起内頚動脈瘤に関してはどうであろうか．脳底動脈先端部動脈瘤と同様に広茎性のものに対しては 1998 年以降，積極的にクリッピングを行っていたが，balloon neck plasty が導入されてからは広茎性のものにもコイル塞栓術を行うようになった．2004 年に mass effect による視力・視野障害を呈している巨大傍床突起内頚動脈瘤に対してコイル塞栓術を行った．直後は良好な閉塞が得られていたが，フォローアップで再開通，増大を繰り返し，最終的には失明に至ってしまった．良好な閉塞が得られたにもかかわらず再開通，増大をきたすことがあるという点はステント時代の現在においてもいまだ解決されていない問題である．視神経は脆弱で，クリティカルな状態にある時はわずかな mass effect の増加も視力，視野障害を悪化させる危険性がある．その症例を経験して以降は，large/giant の傍床突起内頚動脈瘤に対しても積極的にクリッピングを行う方針にした．筆者自身のシリーズでは 104 例の傍床突起内頚動脈瘤のうち 23 例（8 例が large/giant）をクリッピング術，81 例（11 例が large/giant）にコイル塞栓術を行っている．クリッピング群では 2 例で視野狭窄の増悪を認めたが，日常生活に支障が出るような合併症は経験していない．一方，血管内治療では日常生活に影響するような合併症が 4 例に起こった．さらに再増大が 3 例に出現し，10 例（12％）で再治療を要した．単純には比較できないが，この部位の動脈瘤に関してクリッピング術は安全で永続性の高い治療であるといえる．最近の Flow diverter stent の成績と比較しても，mortality & major morbidity，再治療の率の観点からは筆者のクリッピングのシリーズのほうが優っているともいえる．筆者は現段階では広茎性の比較的大きな傍床突起内頚動脈瘤に対しては，クリッピングと血管内治療の選択をニュートラルな視点から判断している．

⑦ 治療法選択の決定要因

　脳底動脈先端部動脈瘤と傍床突起内頚動脈瘤の治療法の選択に関する判断基準の違いはどこか

ら来るものであろうか．その最も大きな要因は穿通枝の有無にあると考えている．前述のように脳底動脈先端部動脈瘤では重要な穿通枝が動脈瘤の裏側から分岐しているが，傍床突起内頚動脈瘤では穿通枝は存在しない．これがクリッピング術の難易度に大きく影響している．一方，血管内治療では脳底動脈先端部動脈瘤はアクセスがしやすく，ステント支援テクニックも Y-ステントや後交通動脈経由による horizontal stent など治療のオプションが多い．傍床突起内頚動脈瘤ではアクセスルート上にサイフォン部の屈曲があり，ステントの選択も限られている．血管内治療のやりやすさという点では脳底動脈先端部動脈瘤に軍配があがる．

　以上のような要因がこれらの部位の動脈瘤の治療法選択に対する筆者の考えに大きく影響している．このように一般的に血管内治療が有利と考えられる部位に関しても，治療法の選択は術者の経験に大きく左右され，絶対的に合理的な判断というものは存在しないことがわかる．筆者の受ける印象では，一般的に直達手術のみを行う脳神経外科医は血管内治療の効果と安全性を過大評価する傾向にあり，逆に血管内治療医は直達手術の侵襲性を過大評価する傾向にある．直達手術が難しい動脈瘤は血管内治療も難しいということや，現在の直達手術の到達レベルを正しく把握できていないことがその原因と考えられる．やはり実際にその治療を経験しないとわからないニュアンスというものは存在し，その両者がわかっているというのは二刀流術者の最も大きな武器であるといえる．二刀流をめざす限りは，どの部位の動脈瘤に対してもニュートラルな判断ができるだけの技量，経験を積むことを目標にしてもらいたいと考えている．

● 総論／Ⅱ．私の経験

血管内手術中心から二刀流へ

兵庫医科大学脳神経外科　吉村紳一

1　血管内治療との出会い

　私は卒後4年目に国立循環器病研究センター(以下，国循)でレジデントとして研修する機会を得たが，赴任初日にマイクロカテーテルを脳動静脈奇形のナイダスに誘導して塞栓を行う様子を見て驚愕し，そして魅了されてしまった．血管内治療は当時まだ未熟な治療であったが，大きな可能性を秘めていると感じた．よい師匠に恵まれたこともあって，国循在籍中は多くの血管内治療に参加し，診断アンギオグラフィーに明け暮れた．その結果，レジデントながら脳血管攣縮に対する動注療法では術者を担当させてもらえるようになり，ある程度の経験を積むことができた．

2　血管内治療のスタートと苦悩

　その後，血管内治療は発展し，まず外科治療困難な脳動脈瘤に適応されるようになった．例えば，くも膜下出血の重症例や高齢者，さらには後頭蓋窩・大型動脈瘤などであった．次に頚動脈狭窄症においては高位病変，頚部手術・放射線治療後などが対象となった．これらの病態に血管内治療を行うことで良好な治療結果が得られることが経験的にわかったが，長期成績がわからないこともあって，学会では「実験的な治療」とみなされていた．しかし徐々に関連施設から血管内手術の依頼が増えてきた．当時，大学院生であった自分には，開頭術の術者は遠い未来にしか回ってこない状況であったため，「当面は血管内治療一本でやって行こう」と決めた．しかし，血管内治療を依頼される機会が増えてくると，ある問題に気付きはじめた．「適応」と「引き際」がよくわからないのである．その患者さんの外科手術の難易度がわかれば，そもそも治療を引き受けるかどうか，そして治療中の引き際が判断できる．それほど外科手術が難しくなければ，血管内治療で無理をする必要はなく，逆に外科手術が困難なら，なんとか血管内治療で対応しなければならない．しかし自分にはクリッピング術などの執刀経験がほとんどなかったため，教科書的なことしかわからなかった．血管内治療の経験が増えるにつれて，「もっと外科手術のことを勉強しなければ」と思いはじめたのである．特に，治療で合併症を来した時には，「外科手術を選択すべきだったのではないか」とか，「すぐに外科手術を行えば合併症を軽減できたのではないか」と思い悩むようになった．

3　外科手術の再トレーニング

　教科書やビデオをみても，手術の細かなところまでは学べないし，もちろん自分で救済することはできない．血管内治療の依頼が増えるほど，「本格的に外科手術を学び直すべき」という気持ちが強くなった．そんな折，先輩の勧めもあって米国での研究留学に引き続いて，チューリッヒ大学で外科手術を勉強することにした．毎日複数行われるメジャー手術の助手をして，時間の

ある限りラボでバイパスの練習，そして解剖学教室で cadaver dissection をした．ただ，いくら症例が多くてトレーニング施設が整っているとはいっても「半年程度の練習や見学が本当に役に立つのか？」という不安もあった．

しかし振り返ってみると，この留学中の基礎トレーニングは技術向上に大きく寄与したし，世界のトップセンターで高難易度手術とその後の経過を間近で見たことは，難治疾患の治療選択における精神的支柱になった．

④ 二刀流のはじまり

帰国後は，大学病院の下っ端という立場に戻った．しかし自身が行える治療手段が増えたことと，当時の限界を知ったことで自信がつき，自分で症例を発掘して，先輩の指導下に執刀するようになった．いよいよ二刀流としての経験が始まったのである．そして当時，治療を担当する際に心がけたのは，とにかく治療をよい結果で終わらせることであった．「合併症を出すようでは治療を依頼されなくなる」と考えたのである．このため当初は無理をせず，どちらの手技であってもよい結果を出すことに集中したが，そうすることで徐々に症例数が増えてきた．その後，血管障害のチーフを任されるようになったが，当時の体制に従って5年間，脳動脈瘤は「クリップファースト」で治療した．当時，すでに ISAT（International Subarachnoid Aneurysm Trial）発表後であったため自身にも葛藤があったが，チューリッヒでは外科手術中心でよい治療成績が出ていたし，それまでの修行の過程で，「所属する組織の方針に従って自分を磨くこと」の重要性を学んでいた．また物は捉えようであって，「開頭手術を経験する絶好の機会」と考えるようにした．実際，この頃に深部動脈瘤のクリッピングやハイフローバイパスを習得し，多くの開頭術を経験したことが，自身の二刀流スタイルを決定的に確立させた．

⑤ 二刀流の指導

このような取り組みを継続していると，治療症例がさらに増加しはじめた．当時は「どちらの治療になっても，高難度であっても，よい結果を出しているからだ」と思っていたが，必死で頑張っていた自分に先輩たちが温かい心で患者を紹介してくださっていたのだと，今になって思う．一方で後輩たちを指導する立場にもなって，「二刀流をどう育てるか」について考えるようになった．その結果，手術を任せるかどうかの基準は「安全に治療を終えられるかどうか」となった．患者さんの治療結果を優先することは指導者の立場上も重要であるし，成功体験を重ねることが人を育てると実感したからである．また，基礎トレーニングや手術助手の経験が少ない人は器具の扱いに慣れておらず，攻め方や引き際の判断が不十分なためトラブルが多いことを知った．さらには，このような指導経験から，自分自身も多くのトラブルシューティング法を学ぶことができた．

さてここで，現在の指導法を紹介しよう．まず外科手術のトレーニングとしては手術の助手経験が重要だが，その際必ず術前の予想図を描き，カンファレンスでプレゼンテーションすることをルーチンとしている．また，バイパスのトレーニングを一定期間行ってもらい，それが上手くなれば術者をさせる．血管内治療のトレーニングとしては診断アンギオグラフィーを多数経験すること，そして手術の助手をしながらデバイスの使用法を学ぶようにしてもらう．どちらの治療

1．血管内手術中心から二刀流へ　7

も一定のレベルに達したら，安全度の高い治療から，指導医の監督下に経験できるようにしている．また，その後は執刀医として治療経験を増やすことが重要である．このようなトレーニングを積んでもらうことで，ほぼすべての人を高レベルの術者に育成できると考えている．

6 二刀流になってよかったこと

　血管内治療の一刀流から二刀流になってよかったことは，①両方の治療ができることでほぼすべての血管障害を治療できる，②使い分けができるので無理をしなくなり全体の治療成績が上がる，③治療困難例にハイブリッド手術ができる，ということである．また，血管内治療で起こした合併症を，自身の外科手術によってリカバリーした経験もある．最近ではさまざまな経歴の若手と脳血管障害の治療に明け暮れる毎日であるが，やはり「二刀流に大きな利あり」と考えている．

7 二刀流の経験と治療選択

　二刀流の経験が増えると治療選択はどうなるのだろうか？自身は治療手段を徐々に意識しなくなり，「この患者さんにどちらの方法が安全か」だけを考えるようになった．それは教科書レベルの判断のこともあるが，「前脈絡叢動脈が瘤から分岐している大型瘤に，MEP を併用して Suction decompression 下でクリッピングをしたほうがよいのか，この動脈瘤に stent strut を意図的に逸脱させてコイルで塞栓するのと，どちらが安全か」といった自身の技術レベルに関わる高度な判断まである．そのような判断ができるようになると治療成績は極めて良好となり，リスクの低い症例では指導に回る余裕が生まれてくる．

8 二刀流の今後

　今後も低侵襲化の流れに乗って血管内治療はさらに増加すると予想されるが，わが国はクリッピングの技術レベルが高く，諸外国と比べても治療成績がよいとされている．これは誇るべきことであるし，今後も維持すべきものである．したがって，安全にクリップできる中大脳動脈瘤に複雑なステント併用コイル塞栓をして，生涯にわたって抗血小板薬を内服し続けるリスクを患者に負わせることについて私たちは慎重でなくてはならないと思う．しかし，デバイスの改良・開発によって血管内治療はさらに進化することが予想されるため，その時点でその患者さんにどの方法がベストかを真摯に考えて実践することこそが，二刀流の私たちに必要な資質であろう．

9 二刀流の欠点

　さて，ここまで二刀流のよいところばかり書いたが，最後に欠点を述べておきたい．それはより多くの勉強と経験が必要となることである．二刀流を目指しても勉強不足，経験不足のために，結局どちらの治療も中途半端になってしまうというリスクがある．だから，「自分は二刀流で行く」と決めたら，とにかく積極的に検査や治療，そして学会に参加し，人の二倍勉強するつもりで学び続けることが必要である．頑張る人にはきっとチャンスが巡ってくる．みなさんが真の二刀流脳外科医となり，将来大きく活躍することを祈っている．

● 総論／Ⅱ．私の経験

2 直達手術中心から二刀流へ

関西労災病院脳神経外科　豊田真吾

① 直達手術との出会い

　1995 年，血管内治療がまだまだ先端医療であった時代に脳神経外科医の道を歩み始めた私にとって，脳血管外科を志すならば直達手術という選択肢しかありえなかった．学生時代から脳卒中診療に興味を持っていた私は，手術用顕微鏡で眺める脳血管や脳動脈瘤の美しさに，すぐに心を奪われてしまった．レジデントとして毎日開頭・閉頭に明け暮れながら，脳神経外科手術の巨匠たちの，ダビングを重ねて画質が劣化した手術ビデオをこっそり入手しては，医局で仲間たちと腕を組んで眺めながらマイクロサージャリーに深く傾倒していった．仕事が終われば，病院の地下実験室の手術用顕微鏡でラットの血管吻合を，家に帰れば食卓の卓上顕微鏡で手羽先の血管吻合に勤しんだ．1999 年にドイツ・ケルンのマックス・プランク研究所に 2 年間の留学機会を得て，脳虚血の基礎実験に没頭している間にも，帰国した暁にはクリッピング術とバイパス術と頚動脈血栓内膜剥離術（CEA）で生きていくと心に決めていた．

② 血管内治療との出会い

　2001 年，留学から帰国した私を待ち受けていたのは，脳卒中診療における血管内治療の台頭であった．たった 2 年間の臨床ブランクの間に，あの絶対的に揺るぎなかったクリッピング術とCEA の牙城が崩れつつあることを肌で感じた．真っ白なキャンバスに自分の手術プランを自由に思い描くような直達手術と比較して，分厚いプロテクターとゴーグルを身に着けて，当時の低解像度のモニターに映ったマーカーを手がかりに「ああでもない，こうでもない」とゆっくり歩を進める血管内治療には，当初，夢も希望も感じ得なかった．それでも，脳卒中診療のパラダイム・シフトを目のあたりにして，渋々と重い腰を上げたのが，私と血管内治療との出会いであった．しかしながら，モニター上のマーカーや造影剤の動きに目が慣れて，血管内治療の奥深さ・面白さに気づくのにさほど時間はかからなかった．幸運にも，当時の MELT Japan study（中大脳動脈閉塞症に対するウロキナーゼ局所動注療法）も追い風となり，短期間で数多くの血管内治療に携わることができた．2005 年に脳神経血管内治療学会専門医試験に合格して，私の二刀流の素地は準備された．

③ 二刀流術者となるためのトレーニング

　専門医資格を取得すると，兎にも角にも血管内治療であらゆる治療をやってみたいと考えるのが人の常であり，私も例外ではなかった．直達手術なら必ずや難渋したであろう破裂脳底動脈瘤を，驚くべき短時間のコイル塞栓術で仕留めた．この「してやったり感」に魅了された私は，当時勤務していた大学関連病院で「直達手術を捨てて，血管内治療一本でやってみたい」という希

望を上司に伝えたことがあった．この時，「直達手術と血管内治療，両方できる術者になれ．絶対に直達手術を捨てるな」と，こっぴどく叱られ，懇々と説教されたことを覚えている．恥ずかしながら私が初めて「二刀流」を意識したのはそのときだ．その上司の計らいのもと，2005 年から 2007 年頃まで，直達手術ファーストの方針のもと，数多くのクリッピング術，バイパス術，CEA の経験を得たことが，現在の私の直達手術の礎になっている．

「二刀流術者となるためのトレーニング」として，私が意識していたことが 2 つある．1 つ目は，症例を目の前にして治療モダリティを選択する際に，必ず直達手術と血管内治療の二通りを想定して，治療を完遂させてしまうまで完全にシミュレーションを行うことである．そのうえで総合的に勝算の高い治療モダリティを選択する．たとえ明らかに直達手術が適しており，結果的にそれを選択するであろう中大脳動脈瘤でも，血管内治療を完遂するためにはどのような adjunctive technique が必要か，マイクロカテーテルはどのようにシェイプするか，フレーミングコイルには何を使うか，などのシミュレーションを必ず行うことにしている．二刀流術者の最大の武器は，「少しでも勝算の高い治療モダリティを選択できる」ことであり，各々の技術の研鑽はもちろんとして，この判断力を研ぎ澄ませることが生命線となるが，このイメージトレーニングはその力を養うのに非常に有用である．2007 年以降は基本的に「血管内治療ファースト」の方針をとったが，治療の安全性や長期予後などを総合的に判断して，勝算の高い治療モダリティを選択することを徹底している．その結果，近年の脳動脈瘤クリッピング術とコイル塞栓術の症例数比は 50％：50％程度，CEA と頚動脈ステント留置術（CAS）の症例数比は 30％：70％程度となっている．

もう 1 つは，できるだけ手術のバラエティを排除し，常に一定の手技を行うようにしたことである．そのためには，既存のデバイスやテクニックに完全に習熟するまで，新しいものになるべく手を出さないことを心がけた．もし，合計症例経験数が一定であるとすれば，直達手術と血管内治療の各々の症例経験数が減少することは二刀流の宿命であり，限られた手術経験数の中でテクニックや使用機材をコロコロと変化させていたのでは治療成績は安定しないと考えたのだ．徹底的に反復練習を行い，ルーティンとして体に叩き込むために，例えば pterional approach であれば開頭削除範囲，動脈瘤への接近法，コイル塞栓術であればマイクロカテーテルやコイルの種類，adjunctive technique の方法（私は徹底的にバルーンアシストテクニックにこだわった）を何があっても変えない，といった気概で治療に臨んだ．

④ 二刀流術者の指導

二刀流は直達手術と血管内治療の双方がスタンダードレベルを超えてこそ，その威力を発揮するのであって，中途半端な二刀流は二流の誹りを逃れることはできない．そのためには，各治療モダリティのスタンダードをよく知ること，そしてそれぞれの learning curve をよく理解し，自分の技量がどこまで向上しているかを常に把握することが肝要である．そのためには，学会・研究会への参加・発表はもちろんのこと，積極的に手術見学に赴くことをお薦めする．もし，一方の技量がもう一方に比べて極端に劣っているならば，重点的にトレーニングをテコ入れして技量の偏りを防ぐようにする必要があるだろう．とくに直達手術は learning curve が非常になだらかであるため，二刀流術者を目指すならば，血管内治療のトレーニングに専従する期間であっても，石にかじりついてでも常に直達手術にかかわっておかないとスタンダードに達することができな

くなってしまう．血管内治療専従医，あるいは直達手術専従医への分化が進む現状において二刀流術者を目指すためには，目標を見据えて，戦略的に症例経験を積まなければならないだろう．

⑤ 二刀流術者となってよかったこと

　脳血管外科二刀流の大きなメリットの一つが，一つの疾患にシームレスに対応できるという点である．例えば，前交通動脈瘤は，二刀流術者のメリットが最も活かせる疾患の代表格といえるだろう．熟練した二刀流術者ならば，前交通動脈瘤を前にして，「クリッピング術かコイル塞栓術か」という単純な二者択一ではなく，多彩な治療選択肢を一つのテーブルに並べて比較検討することができるようになる．クリッピング術ならば pterional approach か interhemispheric approach か，コイル塞栓術ならばシンプルテクニックかバルーンアシストテクニックかステントアシストテクニックか，そしてさらに細かいバリエーションまで．数多くの戦術に対して血管内治療・直達手術の垣根を超えて序列をつけ，少しでも勝算の高い戦術を採択できるのが脳血管外科二刀流の醍醐味の一つといえるだろう．

⑥ 二刀流の今後

　近年，脳血管外科の領域においても専門性がますます強くなっており，直達手術専従医，血管内治療専従医の分化がますます進んで行く可能性は高い．しかしながら，今後も二刀流術者の活躍の場は増えていくと私は考えている．

　近年の経皮的血栓回収療法の優れた治療成績を反映して，急性期脳卒中チームの整備が急務となっている．脳卒中チーム医療においては，直達手術術者，血管内治療術者，脳卒中内科医で脳卒中チームを組織することが，これからの包括的脳卒中センターには不可欠の要件となるであろう．しかしながら，安全性・有効性に優れた治療手段を選択するために上記の三者が協議する体制はスタッフの多い施設では理想的であるが，スタッフの少ない施設では非現実的であることも事実である．わが国の脳神経外科施設の多くはスタッフが 2 〜 4 人の施設であり，そのような施設ではコンパクトで効率のよい脳卒中チームを組織する必要がある．同一術者が直達手術と血管内治療の双方にたずさわる「脳血管外科二刀流」のメリットやニーズは依然として大きく，チーム内で大きな存在感を示すことになるだろう．

⑦ 二刀流の欠点と克服法

　手術症例の経験の偏りは，二刀流に特徴的な問題点の一つであろう．例えば，二刀流の方針で脳動脈瘤治療に臨めば，自ずと脳底動脈瘤，Paraclinoid 内頚動脈瘤に対する直達手術は激減してしまう．それは，これらの脳動脈瘤に対する直達手術の難易度が高い一方で，そのほとんどに対して血管内治療で対応可能であることに起因しているのだが，症例経験が増加すると必ずや血管内治療で対応できない破裂脳底動脈瘤，破裂 Paraclinoid 内頚動脈瘤に直面することになる．これらに対する直達手術に備えて，積極的に Cadaver dissection に参加する，あるいは直達手術専従術者の手術見学を行う，などの対策が必要となるだろう．

2．直達手術中心から二刀流へ　● 11

8 二刀流のススメ

二刀流術者として私が誇れることは，直達手術・血管内治療のどちらも分け隔てなく心の底から素晴らしい治療だと尊重できることである．例えば，患者さんへの治療説明の際にも，自らが専従する治療モダリティの長所を強調するために，もう一方の治療モダリティをけなすような論法を展開する必要がない．つまり，どちらの治療モダリティが優れているかを競ったり，欠点をあげつらったりすることから解き放たれ，脳血管外科全体を高い視点から俯瞰することができるようになることで心の余裕が生まれるのである．

最後になるが，本稿が二刀流を志す脳血管外科医の先生方のお役にたてればこれほど幸甚なことはない．

■■ 参 考 文 献

1) 兵頭 明夫：脳神経外科 2013；41：195-196.
2) 若山 暁：*LISA* 2010；17：166-170.
3) 豊田 真吾，他：脳卒中の外科 2016；44：431-438.
4) Toyota S, *et al*：*Neurol Med Chir*（*Tokyo*）2015；55；838-847.
5) 谷川 緑野，他：脳卒中の外科 2002；30；208-212.

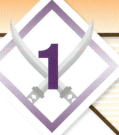

● 総論／Ⅲ．二刀流のトレーニング

二刀流をトレーニングする立場から

兵庫医科大学脳神経外科　白川　学

① 基本が重要

　二刀流を学ぶにあたり，最初に理解しなければならないことは，それぞれの基本手技の習得が重要ということである．通常は両手で1本の刀を持って扱うが，二刀流では両手に1本ずつ刀を持って扱う必要があるからである．1本の刀でさえうまく扱えない人が2本の刀を扱えるはずがない．それぞれの基本手技を十分習得していない状態で二刀流を行うことは危険でさえある．そこで本項では二刀流を目指すにあたって必要な基本手技とそれらの学び方を紹介する．

1）外科手術

　外科手術では，まずあらゆる開閉頭が完璧に行えるようにすることを目指すべきである．二刀流医師は，抗血栓療法を受けている患者を治療する機会が多いため，術中の出血量を減らす必要がある．開頭に精通していれば，ハイブリッド手術においても，適切な開頭法を選び，しかも少ない出血で治療することができる．当施設では，手術前に術野の予想図を描き，その視野を得るためにはどの程度の開頭範囲と皮膚切開が必要となるかについて，術前カンファレンスで検討している．そして術後に実際との相違点を検証する．これを全症例に行うことで適切な開頭範囲と皮膚切開が身についてくる．

　次に顕微鏡下の基本手技を習得する．マイクロはさみとピンセットを用いて周囲の血管や組織を傷つけずに操作を行うには，血管吻合トレーニングが有用である．当施設では，修練医は卓上顕微鏡で人工血管を用いた吻合トレーニングを行うようにしているが，そのような設備がない場合には，まず術後の硬膜閉鎖を顕微鏡で行うようにするといいだろう．それだけでも顕微鏡の使い方や糸の運び方，縫合機器の使用に慣れることができる．そして，漫然と操作をするのではなく，顕微鏡下でピンポイントな止血ができるよう意識したり，開閉頭に許される時間を意識しつつさまざまな縫合を試すこともできる．このように日々，手術で顕微鏡の基本的な操作法を学べば，徐々に硬膜内操作に移っていくことができる．自分の置かれた環境で何ができるかを考えてみよう．

　解剖の知識は開頭手術を学ぶうえで最重要事項である．典型的な開頭術における解剖を学ぶことは基本事項でもあり，一歩上の治療を目指す場合にも必要となる．普段から術前術後に解剖の知識を整理するように努めること，さらに cadaver dissection course などに積極的に参加することを勧めたい．

2）血管内治療

　血管内治療の習得には脳血管撮影を完璧に行えるようになることが必須である．脳血管撮影には血管内手術の基本手技が多く含まれている．たとえば，動脈穿刺，カテーテル誘導操作，造影剤注入，読影，穿刺部の止血である．まず穿刺がうまくできないと血管内治療が行えないだけで

なく，合併症も起こりうる．特に rt-PA 静注後の穿刺の失敗は血腫形成を来しやすい．またハイブリッド手術時は，穿刺後に体位が変換されるため，血腫を形成するとやっかいである．このため，血管撮影の穿刺時に，前壁穿刺を一度でできるようにしておくことが重要である．

さて，カテーテル操作の基本はワイヤーを先進させた後，カテーテルを追従させるという動作の繰り返しである．ただし，この動きは本や動画で学ぶのには限界があり，実際の操作でしか習得できない部分が多い．このため，正しい使用法を学んだ後，多くの血管撮影を実際に行う必要がある．

一方で血管撮影を読む訓練も重要である．血管内治療中は撮影直後に読影をして治療戦略を立てることになるため，読影力は治療の成否に関わる．近年，血管撮影を行わず CTA や MRA のみで外科手術を行う施設が増加しているが，それでは二刀流としての向上は望めない．できる限り血管撮影まで行い，穿通枝の位置や目的病変の周辺解剖構造を治療前に理解するようにする．外科手術であれば開頭時にその部位を直接見ることができるが，血管内治療では血管撮影のみを頼りに治療するため，非常に重要なポイントである．

血管内手術のもう一つの重要なステップは，使用するデバイスを熟知することである．血管内治療に用いられるデバイスは数多く，デバイスごとに準備法，使用法が異なる．このため，すべてを机上で記憶するのは難しい．治療前に使用するデバイスの準備法を確認しておき，治療中は準備したデバイスがどの場面でどのように使用されるかを理解するようにする．さらに治療後には使用済みのデバイスを用いて準備法と使用法を確認するとよい．そのうえでハンズオンセミナー等に参加すると，治療の種類ごとに系統立てて使用法を学ぶことができる．

② ストラテジーを学ぶ

各治療法の利点・欠点を総合的に判断して，より安全な治療を選択することが二刀流医師の最大の強みである．それができるようになるためには各技術を熟知しなければならない．ネックの広さでコイル塞栓術とクリッピング術を選ぶというシンプルな判断はもちろん，巨大動脈瘤，深部動脈瘤に対する複合治療における高度な判断まである．このような「二刀流の判断力」を一朝一夕に形成することはできない．センター的な施設で少なくとも一定期間研修し，自身が両治療を行えるようになったうえで，その症例の解剖学的構造と全身状態をもとに総合判断する経験を重ねる必要がある．このレベルの判断力は上級医でも継続的にトレーニングする必要がある．このため当施設では，全手術において術前カンファレンスで術者が手術方法を提示し，複数の指導医とともに検討することにより，全員が「二刀流脳」を鍛えられるようにしている．

● 総論／Ⅲ．二刀流のトレーニング

2 二刀流を磨くために
－学ぶ立場から－

兵庫医科大学脳神経外科　金城　典人

1 脳神経外科との出会い

　私は卒後臨床研修を地元沖縄県の市中病院で行い，その研修中に脳神経外科を学ぶ機会があり，脳を手術できることに感銘を受けた．脳外科医になりたいと思ったのは，単純に「カッコイイ」と思ったこともあるが，治療の幅の広さに魅了されたからである．脳神経外科では脳血管障害，脳腫瘍，外傷，小児，機能外科，てんかん等々と，治療で扱う疾患が多いことに加え，開頭手術，血管内治療，内視鏡手術，放射線治療などその治療法も多岐にわたるため，欲張りな私は手技的にもさまざまなことができそうだと思った．

2 二刀流を志す

　人員の少ない市中病院で研修を開始したこともあり，研修開始当初から開頭手術，血管内治療のどちらも行っていく必要があると感じていた．しかし，当時は派手でかっこいい印象のクリッピング術やバイパス術などの開頭手術ができるようになりたいというのが本心であり，血管内治療に対する情熱はまだ持てなかった．ところが，卒後4年目で初めて参加した脳神経血管内治療学会で，シンポジストらの熱い発表や討論を目の当たりにし，血管内治療の可能性をひしひしと感じた．それまで開頭手術寄りであった興味が，両者を同等に高いレベルで行える二刀流寄りに一気に変化したのである．

3 市中病院での二刀流の追求と利点

　脳外科医の少ない市中病院で研修を行う最大のメリットは，多くの手技を少人数で分けて経験できることがあげられる．開頭手術にせよ血管内治療にせよ，少数の指導医の指導方針に従って学ぶのもよい点である．「守破離」という言葉があるが，その「守」が完成しやすいのが市中病院ではないかと考える．

　また，実際にオペレーターとしていざ自分が責任をとる立場になると，それまでは指導されながら自分なりに考えていたつもりであっても，どれだけ指導医に守られていたのか，自分の知識がいかに不確実であるか，またその状態で治療を行うことがいかに恐ろしいことかを理解することができる．これまでなにげなく行っていた治療方針の決定やデバイスの選択から細かい使い方，手技の一挙手一投足，細かい点にも気がつくようになり，助手の立場や教科書だけでは見えなかったものが少しずつ見えるようになってくる．と同時に，それまで行ってきた自らの治療方法，習ってきた方法が本当に正しいのか，最も効果的な治療法なのか疑問に思うようにもなってくる．過去の文献，症例検討会や勉強会，学会等での情報収集により積極的になり，自分が得た知識をどのように現場へ適応していくかを考え，それらを通して各治療の手技や考え方に自分なりの軸が

2．二刀流を磨くために－学ぶ立場から－ ● 15

できる．人員が少なく，自分の責任が大きくなるからこそ得られる市中病院の利点である．

④ 独学で学ぶことの限界

　私は幸いにも脳神経外科専門医，脳血管内治療専門医をスムーズに取得することができ，二刀流の卵として市中病院でキャリアを積んでいく予定であったが，そこで大きな転機が訪れた．それまでお世話になっていた血管内治療指導医が異動になったのである．そのため突如，血管内治療専門医が私1人という状況になり，独学で診療を続けることとなった．まだまだ自分自身が経験不足であると感じながらである．比較的安全な治療を少しずつ行うようにし，徐々に自信もついてきてはいたが，やはり数をこなせばトラブルも起きる．

　ある時，血管内治療により脳梗塞の合併症を起こしてしまい，その重責に苦しんだ．「1人で責任を負う」ということは想像以上に重くのしかかり，「自分が治療しなければ違う結果だったかもしれない」，「もっと違うアプローチで行えば成功していたかもしれない」と思い悩んだ．「立場が人を育てる」とは言うが，専門医取得直後の私ではまだ1人で育っていくだけの力がなかった．その後，より多くの経験をしている指導医，多くの症例が経験できる施設で学びたいと思うようになった．特に「困難な症例の治療方針」と「トラブルシューティング」に関して学ぶ場が欲しかった．そこで兵庫医科大学の門を叩いた．異動後は，幸いにもベテランスタッフにサポートされながら多くの症例を経験させてもらっており，今後はアカデミックな修練も積む予定である．以前の私と同じように少人数で工夫しながら頑張っている先生方がわが国には沢山おられると思う．特に若い先生方には，自分と同じように複数の医師で議論・相談ができる教育施設でトレーニングすることを勧めたい．

⑤ 私の目指す二刀流

　私の目指す二刀流は，「開頭手術，血管内治療ともに高いレベルで遂行することができ，両者を組み合わせた高度な治療方法を行うことができる脳外科医」である．現代は情報が非常に共有しやすい時代であり，スーパードクターらの手術も簡単に動画を入手することができる．しかし，見聞きするだけでは真の実力はつかない．二刀流というと聞こえはよいが，人の二倍三倍の努力が必要である．すでにたくさんの努力をしてきている諸先輩方を，開頭手術だけ，血管内治療だけで超えることは非常に難しい．『本物の二刀流』になって初めて越えることができるのではないかと思う．センター施設でベテラン指導医のもとで修練を積んで少しでも早くその高みに達し，まだ治療困難な疾患の治療法を開発できる，そんな二刀流脳神経外科医を目指したい．

● 総論／Ⅲ．二刀流のトレーニング

外科から二刀流へ
－学ぶ立場から－

兵庫医科大学脳神経外科　松川東俊

1　背景

　筆者は初期研修から日本脳神経外科学会専門医取得まで聖路加国際病院脳神経外科・神経血管内治療科に，その後の4年間は札幌禎心会病院脳卒中センターに在籍し，トレーニングを受けた．現在は兵庫医科大学脳神経外科に所属して，直達手術・血管内治療を併用できる『二刀流』になるべく，日々励んでいる．

2　二刀流の必要性

　どちらか一方の『刀』（直達手術，血管内手術）だけでなく，それぞれの患者さんの背景や血管病変の形態に応じて，脳血管障害という『敵』に対する『刀』を二本備える『二刀流』の有用性に関して考えてみる．

1）急性脳動脈閉塞に対する血栓回収療法

　複数のランダム化比較試験（RCT）にて，脳主幹動脈急性閉塞に対する血管内治療の有効性が強く示され，わが国のガイドラインでも強く推奨された．そのため脳血管障害を担当する医師として，血栓回収療法の習得は必須となった．ただし，血栓回収療法が奏功しなかった場合やカテーテルの誘導が困難な症例に対し，緊急バイパス術なども有用な salvage therapy となりうるため，その技術も brush up したいと考えている．

2）フローダイバーター留置や stent-assisted coiling の増加

　未破裂脳動脈瘤に対する治療機器や技術の進歩により，多くの動脈瘤が血管内治療によって治療されるようになった．また，海外では未破裂脳動脈瘤の8割が血管内治療によって加療されている国もある．一般的に直達手術は根治的であるものの侵襲性が高く，血管内治療は低侵襲であるものの根治性が高くない，といったイメージがあるが，急速なデバイスの進歩により徐々に血管内治療の根治性が高まっている．さらに，大型〜巨大動脈瘤にはフローダイバーターが応用されはじめ，今後その治療数は一気に増加していくと考えられるが，いまだその適応困難症例もある．このような観点から，筆者は脳動脈瘤治療に関しては『二刀流』で立ち向かうことが患者さんにとって最善と考えている．実際に当科では患者背景，動脈瘤の形態学的特徴，開頭術・血管内治療のリスクを踏まえ，それらの使い分けや併用が行われている．

3）頚部内頚動脈狭窄症

　頚部内頚動脈狭窄症に対しては，まず頚動脈内膜剥離術（CEA）の有用性が確立し，その後，CEA ハイリスク例における頚動脈ステント留置術（CAS）の非劣性が示されたタイミングでステントの承認が得られた．しかし最近の RCT では CEA リスクの低い患者においても CAS の非劣性が示されており，実際，わが国では CAS が CEA よりも多く行われている．このような背景か

ら，今後は患者や病変の性状に応じて，両者を使いこなせるようにトレーニングすることが重要であると考える．

4) Arteriovenous malformation（AVM）

出血を繰り返す症例には介入が必要となるが，Spetzler-Martin high grade AVM は治療リスクも高い．このため，塞栓術を行ってから外科的切除を行うことが多く，low grade であっても術野で確保困難なフィーダーの選択的塞栓により surgical morbidity が低下することが知られている．このように，AVM 治療においても，『二刀流』で立ち向かうことは有用である．

5) 高齢社会

既知のとおり，わが国では急速に高齢化が進んでいる．年齢のわりに元気な高齢者もいるが，概して高齢になるほど合併症が増加するため，一般には低侵襲な血管内治療が選択される傾向にある．しかし高齢者は動脈硬化の強い症例も多く，その治療リスクも考慮しなければならない．したがって，高齢者に治療適応が生じた場合には，どちらの治療を選ぶべきか，より慎重に判断する必要がある．このような場合にこそ，両者の治療に精通した『二刀流』医師の判断が有用と思われる．

③ まとめ

それぞれの『刀』の特性が異なるのはもちろんであり，その結果，得意とする相手も自ずと違ってくる．『二刀』で立ち向かう必要がある症例もあるだろうし，『一刀』で十分な症例もある．私は直近まで『一刀』に磨きをかける素晴らしい指導を受けてきた．ただ，昨今の血管内治療の需要の増加に伴って，患者にとって有利な治療を提供できる『二刀流』にも魅力を感じはじめた．まだその修行は始まったばかりではあるが，多くの経験を積みながら地道に努力を重ね，いつの日か『二刀』を自由に使いこなせるようになることを夢見ている．

● 総論／Ⅲ．二刀流のトレーニング

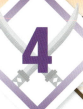

4 最初から二刀流へ
－学ぶ立場から－

札幌禎心会病院脳神経外科，兵庫医科大学脳神経外科　棚田秀一

1 二刀流のトレーニング

　血管内治療の発展とともに，外科手術と血管内治療の両方を行う「二刀流」の必要性が高まってきている．すでに活躍中の二刀流医師は外科手術に必要なスキルを体得した後，血管内治療を習得したケースが多いと思われるが，これから二刀流を目指す私たちは同時並行で修練を積んでいくケースが多い．これは，血管内治療が急速に増えているからである．

2 血管内治療の必要性

　脳血管内治療の件数が飛躍的に増加している原因は，デバイスの進歩とエビデンスの蓄積のためといわれている．特に目覚ましい発展を遂げているのが血栓回収療法で，2015年にランダム化比較試験（RCT）の結果が次々と発表され，その有効性は確立した．米国では『AHAガイドライン』，わが国では『脳卒中治療ガイドライン』で強く推奨されており，「行うべき治療」になっている．実際，血栓回収療法の治療数は全国的にも急増しており，脳神経外科医が習得すべき必須のスキルとなっている．
　また，脳神経外科領域の花形ともいえる脳動脈瘤治療においても血管内治療の発展はめざましい．くも膜下出血に対する開頭術と血管内治療のRCT（ISAT）の短期・長期成績が報告され，開頭術群に比べ血管内治療群のほうが有意に転帰良好であることが示されている．これらの報告後，破裂脳動脈瘤に対しては血管内治療を第一選択とする施設が増加している．

3 外科手術の必要性

　一方，血管内治療の普及に伴い外科手術の総数は減少傾向にあるが，血管内治療が困難な症例やコイル塞栓術後の再発瘤が外科手術に回る機会が増えている．そのような場合，従来よりも手術難易度が高いため，より高い技術が求められることとなる．これは頚動脈狭窄症や動静脈シャント疾患も同様であり，症例によっては同時手術を要することもある．
　このように，私たちは今まで以上の外科手術のスキルを要求され，同時に進歩著しい血管内治療の技術も身につけていかなければならない．

4 二刀流を始めるにあたって

　では，二刀流医師をめざす場合，どのような修練を積んでいけばよいのだろうか．私は両方の治療がともにハイボリュームな兵庫医科大学で二刀流のトレーニングを開始した．まず外科手術においては，病棟管理に始まり，慢性硬膜下血腫や脳室ドレナージ術，外傷手術，開頭血腫除去術といった基本的手技からコツコツと経験を重ねた．外科手術に関しては全国の多くの施設で一

定レベル以上の指導を受けることが可能と考える．やはり悩むのは，血管内治療に関してどのように外科手術と並行して修練を積めばよいのかということだろう．自分の場合，二刀流の先輩方に相談したところ，答えは意外に単純で，「まずは診断アンギオを1例でも多く行うことだ」と指導を受けた．はじめから血管内治療の見学だけをしていてもカテーテル治療は上手にはならない．直達手術とは違い，血管内治療はカテーテルという媒体を介して2Dの画面を見ながら行う治療であるため，横で見ているだけでは理解が難しい．そのため，実際に触ってみて，デバイスやカテーテルの挙動を自分の手で感じる必要がある．その修練の最初の場が診断アンギオグラフィー（以下，アンギオ）である．兵庫医科大学では研修期間中に数百件のアンギオを行うことができたが，先輩たちの助言通り，診断アンギオには，穿刺やアクセスルートの対応，カテーテルコントロールなど血管内治療に必要なエッセンスが詰まっており，アンギオを多く行えば，自分の手の感覚と画面上のカテーテルの動きを一致させることができるようになる．

また血管内治療の際，第3，第4助手でもよいので積極的にスクラブインすることが大切である．こちらも診断アンギオと同様にデバイスに慣れるのが主な目的であるが，術者の手の動きと画面のカテーテルの挙動を同時に見ることができることが大きなメリットである．どうしても画面に注目してしまいがちであるが，術者の手の動きをしっかりと観察して，どのように手を動かせばカテーテルがどう動くのかを見るようにすると理解が早い．

5 二刀流を目指す

これまで自分が受けてきた研修では，「二刀流を目指すにあたって特別な訓練は必要ない」と教えられた．そこで現在の自分が行っていることは，「二刀流になる」という大目標を立てて，それに向かって患者管理や診断アンギオ，手術の助手を務めることに徹することである．早く次のステップに移ろうとすると，かえってどちらの技術も未熟になってしまうため，焦らずに目の前の症例にじっくりと取り組むことが重要である．もちろん，バイパスの練習など基本的なスキルの鍛錬にコツコツと取り組むことや，デバイスの使用法や血管解剖の勉強を積み上げることは必要であるし，できればどちらの治療に関しても，高いレベルのトレーニングを積んでおけば近道になると思う．修行中の私の経験談ではあるが，みなさまのお役に立てば幸いである．

各 論

各論の各 Case の「治療の実際」に手術動画のあるものは，動画に
QR コードを掲載しています．
スマートフォン，タブレットは，この QR コードを読み取って再
生することができます．
また，パソコンの場合は，診断と治療社の本書ホームページ上の
動画一覧から再生できます．
なお動画再生には ID，パスワードが必要となります．
詳細は巻末の「動画再生方法」をご参照ください．

Case 1

●各論

IC paraclinoid aneurysm

兵庫医科大学脳神経外科　白川　学

症例

現病歴

60歳代女性．右利き．頭痛の精査にて頭部MRI施行したところ，脳動脈瘤を認めた．1年後のフォローアップで脳動脈瘤の増大を認めたため当院紹介となった．

術前検査と評価

頭部MRAでは右内頸動脈傍前床突起部に動脈瘤（paraclinoid aneurysm）を認めた．脳血管造影を行うと，動脈瘤は眼動脈起始部近傍に存在し，上方にブレブを伴っていた（図1）．

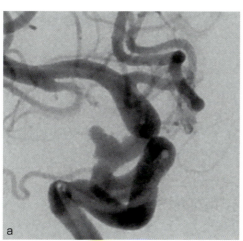
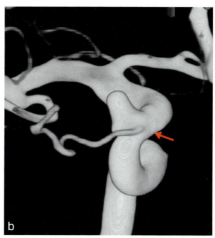

図1　脳血管造影
a：内頸動脈傍前床突起部にブレブを伴う脳動脈瘤を認め，最大径は5.9 mm，ネックは5.4 mmであった．
b：眼動脈は脳動脈瘤ネックより少し離れた部位より分岐している（矢印）．

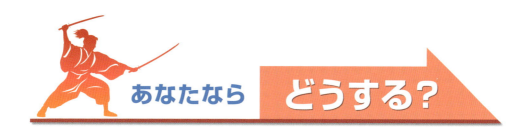

治 療 選 択 肢

① 脳動脈瘤コイル塞栓術

　ワイドネックであるため血管内治療を行う場合には補助テクニックが必須である．バルーンアシストテクニックやステントアシストテクニックが代表的である．フローダイバーターは後交通動脈より近位で最大径10 mmを超える動脈瘤に適応となるため本症例では適応外となる．

1）バルーンアシストテクニック

　バルーンを併用してコイル塞栓を行う方法である．利点は母血管に異物が残らないため，術後の抗血栓療法を早期に中止できることである．しかし，サイフォン部近傍に位置する動脈瘤はマイクロカテーテルの誘導が難しいことが多く，挿入後も不安定であるため不完全な塞栓となりやすい．またコイルが逸脱してしまうこともあるため，すぐにステントを併用できる状況で行ったほうがよい．

2）ステントアシストテクニック

　最近はこの部位のワイドネック瘤にはステントアシストでのコイル塞栓が増加している．ただし，サイフォン部の屈曲が強い場合にはクローズドセルステントは拡張しにくく，術後に血栓症を来しやすい．このためオープンセルステントを用いたいところであるが，通常のジェイリングテクニックではマイクロカテーテルの逸脱時に治療困難に陥りやすい．また，マイクロカテーテルがステントにより固定され，コイル挿入中に位置調整が困難となりやすいという欠点がある．そこでわれわれは，セミジェイルテクニックを応用している．この方法はカテーテルが固定されないためマイクロカテーテルの再挿入や位置調整が可能であり，破裂も起こりにくい．もちろん，それでも術中破裂に備え，バルーンカテーテルはすぐ使用できるように準備しておく必要がある．

② 開頭クリッピング術

　右前頭側頭開頭を行った後，経シルビウスアプローチを行う．この部位においては，動脈瘤周囲の剥離前に，頚部内頚動脈を確保して遮断の準備をすべきである．頚部を切開して頚動脈を露出し血管テープで確保するか，ハイブリッド手術室にてバルーン付きカテーテルを頚部内頚動脈まで挿入して遮断に備える．前者は通常の手術室で可能であるが，動脈瘤の近位と遠位を遮断後に血液を吸引しても血管がcollapseして動脈瘤が十分に縮小しないことがある．一方，後者では錐体部までバルーンカテーテルを誘導してインフレートし，血液を吸引することで動脈瘤を確実に縮小させることができる．ただしバルーンカテーテルを併用して血液を吸引するため術中血管，撮影機器が必要で，長時間留置すると血栓症を来しやすい．これらの利点欠点を知ったうえで症例に応じて選択するとよいだろう．いずれにしろ近位内頚動脈の遮断により動脈瘤周囲の剥離操作が容易となり，クリップを挿入するスペースが確保される．動脈瘤が剥離できたら視神経を損傷しないよう愛護的にクリッピングを行う

（**図2**）．ただし丁寧に治療を行っても一定の確率（10〜20％）で視野異常などが起こりうることに留意し，事前に説明しておく必要がある．

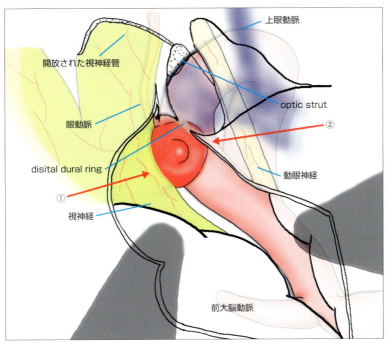

図2　開頭クリッピング術予想図
動脈瘤は視神経を圧迫している可能性がある（①）．眼動脈および動脈瘤の proximal neck は distal dural ring より中枢側に位置することが想定され（②），クリッピング前に前床突起の削除は必須と考えられる．

治 療 の 実 際　　　　　　　　　　　　　　　

　手術侵襲の大きさと前床突起削除とクリッピング時の視機能障害のリスクを考慮し，本症例では血管内治療を選択した．

使用デバイス

シース：7Fr. Shuttle guiding sheath（Cook）
中間カテル：4Fr.Tactics（Technocrat）
バルーンカテーテル：Transform C 4 mm × 10 mm（Stryker）
マイクロカテーテル：Excelsior SL-10 ストレート（Stryker）
　　　　　　　　　　Excelsior XT-17 STR（Stryker）
マイクロガイドワイヤー：CHIKAI 14（朝日インテック）
ステント：Neuroform Atlas 4.0 mm × 21 mm（Stryker）
コイル：Target 360 ultra　3 mm × 10 cm, 2.5 mm × 4 cm（Stryker）
　　　　Target 360 nano　2.5 mm × 4 cm（Stryker）

Case 1　IC paraclinoid aneurysm

1 コイル塞栓術

　全身麻酔下にて大腿動脈から7Fr. ガイディングシース（Shuttle guiding sheath）を右内頚動脈に留置した．ヘパリン4,000単位を静脈投与し，ACTを200秒以上に維持するため適宜ヘパリンを追加した．術中破裂に備えてバルーンカテーテル（Transform C 4 mm × 10 mm）を血管撮影台上に準備した．本症例は，内頚動脈サイフォン部が高度に屈曲していたため，マイクロカテーテルの操作性を高める目的で中間カーテル（Tactics）を併用した．ステント用マイクロカテーテル（Excelsior XT-17 STR（Stryker））を中大脳動脈まで誘導した後，マニュアルシェイプしたコイル塞栓術用マイクロカテーテル（Excelsior SL-10）を動脈瘤内に誘導した．その際，ブレブを損傷しないように留意した（図3a・b）．

　フレーミングコイル（Target 360 ultra 3 mm × 10 cm）にて，補助テクニックを使用せずコイルの留置を試みたが，コイルが大きく逸脱したため，バルーンアシストよりもセミジェイルテクニックによるステントアシストのほうが有利と判断した．屈曲血管に密着のよいオープンセルステント（Neuroform atlas 4.0 mm × 21 mm）を動脈瘤の遠位からネックの2/3を覆うところまで部分的に展開し，コイル（Target 360 ultra 2.5 mm × 4 cm）を挿入した．その後，より柔らかいコイル（Target 360 nano 2.5 mm × 4 cm）を追加し，8本目のコイル挿入時にマイクロカテーテルがキックバックしたため，そこでステントを全展開した．ネックの一部が残存したが，脳動脈瘤は良好に塞栓され，遠位塞栓も認めなかった（図3c）．

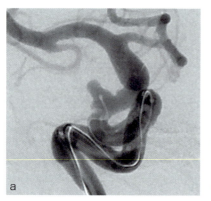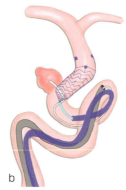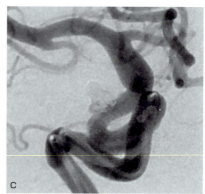

図3　術中画像
a：マイクロカテーテルとステントの位置（bは模式図）．マイクロカテーテルの先端は動脈瘤のブレブに届かない距離にシェイプされている．ステントはネックの約3分の2まで展開されている．これにより，マイクロカテーテルがステントによって血管壁に押しつけられず，コイル塞栓術中もマイクロカテーテルのコントロールが可能であった．
c：最終撮影ではネックが残存したが，増大したブレブは完全に塞栓されていた．

2 術後経過

　術後の拡散強調画像（図4）でも新たなる脳梗塞は認めず，4日目に独歩退院となった．

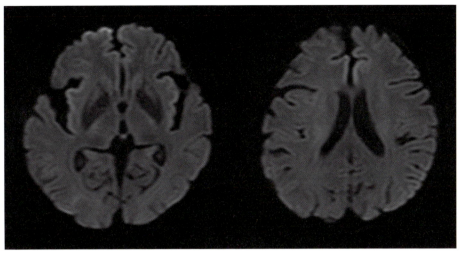

図4 術後翌日の拡散強調画像
新たな脳梗塞を認めない．

本症例の コツ

クリッピングの難しい瘤，血管内治療の難しい瘤を見極める．

1 解剖学的分類

　Paraclinoid aneurysm は Dural ring から後交通動脈までの間に発生する内頚動脈瘤の総称である．眼動脈および上下垂体動脈との分岐に発生する動脈瘤と非分岐の動脈瘤が存在するとされており，以前よりさまざまな分類方法が提唱されている．近年ではほとんどの動脈瘤が直達手術，血管内治療ともに適応可能であり，特に二刀流の医師にとっては，どちらが安全かつ確実に施行可能かが重要となる．

　Brown ら[1]は，① Carotid-ophthalmic artery aneurysm（狭義）：眼動脈の分岐もしくは少し遠位の前壁から発育する動脈瘤，② Superior hypophyseal aneurysm：C2 の内側から発育する動脈瘤，③ Ventral paraclinoid aneurysm：C2 の後壁から発育し，どの分枝とも関係ない動脈瘤，の 3 つに分類している（**図5**）．

　視神経や内頚動脈（C2）の尾側に位置する② Superior hypophyseal aneurysm とこのうち③ Ventral paraclinoid aneurysm は，動脈瘤の剥離を視神経と内頚動脈の間（A）もしくは内頚動脈の外側（B）よりクリッピングを行わなければならず，この空間での操作によって視神経損傷の可能性が高くなる．また動脈瘤の近位端，すなわち近位の内頚動脈を確保するためには，falciform ligament（C）を切除し，それでも確保できなければ，前床突起（D）を削除する必要があり，複雑な手技が必要となる．

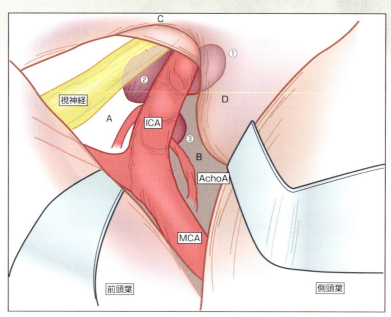

図5 Paraclinoid 動脈瘤に対するクリッピング術（右前頭側頭開頭術）

② 血管内治療におけるハイリスク瘤

　内頚動脈サイフォン部近傍はマイクロカテーテルなどのデバイス誘導が比較的容易で，補助テクニックを使用すれば治療可能な症例がほとんどで，血管内治療が第一選択となりやすい．その中であえてハイリスク瘤をあげるとすれば，近位血管の高度屈曲などデバイス誘導が困難な症例や，眼動脈が動脈瘤のドームから分岐する症例となる．後者においては動脈瘤のネック部分で閉塞テストを行って視野異常がなければ眼動脈ごと塞栓することもあるが，それでも視力障害を来すリスクはある[2]．このような場合に眼動脈を温存してクリッピングが可能であれば適応となりうる．

③ クリッピングにおけるハイリスク瘤

　最近，この部位の動脈瘤は何らかの理由（抗血栓療法不適例など）で血管内治療が困難な場合に選択されることが多い．

　動脈瘤の発育方向が下方または内側向きの症例では内頚動脈越しにリングクリップを用いる必要があり，ブレードの先端はブラインドとなりやすい．このため，術中破裂を来した場合には操作困難に陥ることがある．また，頭蓋内から dural ring を超えて内頚動脈を露出しなければならない場合には，よりデリケートな操作が必要となる（図5）．また内側に発育した動脈瘤は前床突起などの削除操作や視神経を栄養する分枝の閉塞や視神経の操作によって視力・視野障害を呈しやすい．対側 Pterional approach[3] も報告されているが，狭い術野での操作となり，破裂時の対応が困難となりやすいため適応

は限定的である.

　以上より，動脈瘤の発育方向が下方または内側向きの動脈瘤のクリッピングはハイリスクと考える．また，動脈瘤が大きくなるほど周囲組織と動脈瘤の癒着が強くなるうえ，母血管の温存が難しくなるためクリッピングはさらにハイリスクとなり，近年では血管内治療が第一選択となっている.

④ 本症例での対応

　本症例は増大瘤であり，術中の近位血管の確保が必要な症例であった．それに加え，動脈瘤ネックがサイフォン部にあり，クリッピングを行うには前床突起の削除および distal dural ring の開放などの複雑な手技が必要と考えられた．一方，血管内治療ではカテーテルの誘導は容易で，ステントアシストテクニックを用いれば，眼動脈を温存したコイル塞栓術が可能であった．しかし，本症例のようにアプローチルートである内頚動脈に強い屈曲を認める症例では，マイクロカテーテルの誘導やステント留置時における突発的なデバイスの動きに注意する必要がある．この現象は，強い屈曲部におけるカテーテルの"たわみ"により，カテーテルを操作している手元の動きと，カテーテル先端の動きが異なるために起こる．予防する手段として，中間カテーテルの併用があげられる．本症例でも，ステント用マイクロカテーテルとコイル塞栓用のマイクロカテーテルの両方に中間カテーテルを使用した．これにより，ステント留置の位置決めも安定し，コイル挿入時にも容易にマイクロカテーテルを動かすことができた．ただし，中間カテーテルを使用しても操作が不安定な症例も存在し，その場合にはクリッピング術を考慮すべきである．一方，将来的には欧米のように 10 mm 未満の動脈瘤に対してもフローダイバーターが使用可能となることが予想される.

さらに極める！二刀流の視点から　ステント併用テクニック

① ステントの種類

　現在わが国で使用可能な脳動脈瘤コイル塞栓術用ステントには3種類ある．laser cut stent でクローズドセル構造を持つ Enterprise 2（Cerenovus）とオープンセル構造を持った Neuroform Atlas（Stryker），そして braided stent である LVIS（Terumo）である．Laser cut stent は1本の金属棒をlaser で切断し作成されているのに対し，braided stent は金属ワイヤーを編んで作成される．セル構造と製造方法の違いによりそれぞれ特徴がある（**表1**）.

表1　ステントの種類と各テクニックとの相性

名称	Enterprise 2	Neuroform Atlas	LVIS
製造販売業者	Cerenovus	Stryker	Terumo
適合マイクロカテーテル内径（インチ）	0.021	0.0165	0.027
セル構造	Closed cell	Open cell	Closed cell
製造方法	Laser cut	Laser cut	Braided
Re-sheath	可	不可	可
ステント短縮	なし	なし	あり
ジェイルテクニック	○	○	○
セミジェイルテクニック	○	○	○
トランスセルテクニック	○	◎	△

◎：最適　○：適している　△：適していない

② セミジェイルテクニックの詳細

　ステントアシストテクニックには，以下の3つがある．

①トランスセルテクニック：ステント留置後にマイクロカテーテルを動脈瘤に挿入する

②ジェイルテクニック：マイクロカテーテルを先に動脈瘤内に留置した後にステントを展開してコイルを挿入する

③セミジェイルテクニック：マイクロカテーテルを先に動脈瘤内に留置した後にステントを部分展開してコイルを挿入し，塞栓が終了してからステントを全展開する

　トランスセルテクニックでは動脈瘤にマイクロカテーテルを誘導する際，ステントストラットに引っかかり，挿入時に動脈瘤内へジャンプインして動脈瘤壁を損傷するリスクがある．また，最終段階でコイルがステント内にあるのかステント外にあるのか判断が難しくなることが多い．

一方でジェイルテクニックは，マイクロカテーテル挿入に特別のリスクはないが，マイクロカテーテルがステントで血管壁に押しつけられて固定されてしまい，自在に動かすことが困難になるという問題点がある．また塞栓中に一度カテーテルがキックバックして動脈瘤外へ逸脱した際，結局トランスセルで挿入する必要が生じて，治療困難となったり，出血合併症を来しうる．

　これらの欠点を改善できる方法がセミジェイルテクニックである[4]．セミジェイルテクニックは，基本的にどのタイプのステントでも応用可能である．ステントを部分展開して"ナローネック"の状態にすることより，塞栓中にマイクロカテーテルの動きが制限されず，安全に高い塞栓率が期待できる（図8）[4]．しかし，塞栓術中の血栓性合併症の増加が懸念されるため，この手技は十分な抗血小板療法下で行う必要がある．

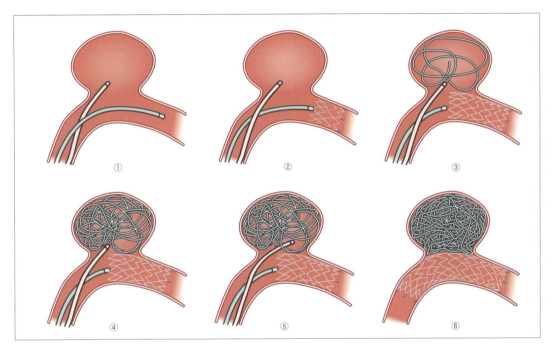

図8　セミジェイルテクニック
まず動脈瘤内にカテーテルを挿入する（①）．ステントを徐々に展開し（②），コイルが母血管に逸脱しないところでステントの展開を止め，その状態でコイルの挿入を開始する（③）．もし，コイルが母血管に逸脱するようなら，コイルが逸脱しなくなるまで，ステントをもう少し展開する．コイル挿入中にカテーテルがステントで固定されないため，コイル塞栓の終了までカテーテルを動かすことが可能であり（④，⑤），十分に塞栓できたところで全展開する（⑥）．本法を用いることで，安全かつ高い塞栓率が達成することが可能である．

文 献

1) Kakizawa Y, *et al.*：*Neurosurgery*, 2000；47：1130-1136.
2) Hong, B., *et al.*：*Neurosurgery*, 2009；65：1131-1138；discussion 1138-1139.
3) Durst, C.R., *et al.*：*AJNR Am J Neuroradiol*, 2014；35：2140-2145.
4) Shirakawa M, *et al.*：*World Neurosurgery*, 2019, 125：e16-e21.

Dr. 吉村のワンポイントアドバイス

Paraclinoid aneurysm をどう治療するか？

　最近では Paraclinoid aneurysm に対する血管内治療が安全に行えるようになり，外科手術を適応することが少なくなりました．その理由は，

　①母血管が太いためステントを用いても血栓症が起きにくい

　②眼動脈以外には重要な分枝がない

　③外科手術の侵襲度と難易度が比較的高い

などです．本部位の血管内治療はステント併用コイル塞栓術かフローダイバーター留置術が主流となっていますが，米国では内頚動脈は先端部以外がすべて Pipeline の適応となり，さらに 10 mm 以上というサイズの制限もなくなりましたので，日本でも近い将来，同様の適応となる可能性があります．

　ただしそうなったとしても，内頚動脈瘤のうち以下のようなものは外科手術に残ると考えられます．

　①破裂動脈瘤（急性期）

　②動脈瘤自体（ドーム）から動脈が分岐している

　③抗血小板薬が内服できない（出血性疾患の合併）

　④造影剤アレルギー

　⑤腎機能障害

　このうち②は外科手術でもかなり難易度が高いのですが，フローダイバーターを留置しても血栓化しないため治癒しにくく，血栓化した場合には分枝も閉塞してしまうとされています．①と③〜⑤については今後も開頭手術が行われていくと思われます．

　フローダイバーター留置術は大型脳動脈瘤における画期的な治療機器ではありますが，決して万能ではありません．特に血管分岐部瘤にはよい適応ではありませんので，今後も新しい機器が導入される予定です．このようにそれぞれの動脈瘤におけるベストな治療は今後も刻々と変わっていくでしょうから，最新情報から目が離せません．

Case 2 内頸動脈−前脈絡叢動脈分岐部動脈瘤

●各論

兵庫医科大学脳神経外科　内田和孝

症例

現病歴

70歳代女性．5年前から右内頸動脈−前脈絡叢動脈（AchoA）分岐部動脈瘤を指摘されていたが，直近の検査で動脈瘤の増大を認めたため，当院に紹介となった．

術前検査と評価

脳動脈瘤のドームから2本のAchoAが分岐している（図1）．

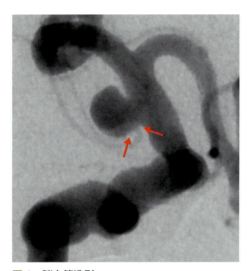

図1　脳血管造影

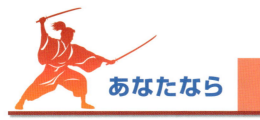

治療選択肢

1 血管内治療

　コイルのループが塞栓中に AchoA 起始部に移動したり，術後の血栓症による AchoA の血流障害が生じやすい．また，増大した動脈瘤は壁が薄いものが多く，マイクロカテーテルやガイドワイヤーによる穿孔に注意する必要がある．

2 開頭ネッククリッピング術

　血管造影検査，動脈瘤の形態，AchoA の起始部の位置などを判断して決定するが，当施設ではこの部位の動脈瘤には，開頭ネッククリッピング術を優先している．クリップが少し甘くなったとしても，AchoA をしっかりと温存することを優先する．さらにクリップ後に MEP（motorevoked potential：運動誘発電位）で麻痺がないこと，ICG（インドシアニングリーン）を用いた術中血管撮影で前脈絡叢動脈の温存を確認する．

治療の実際

　脳動脈瘤のドームから AchoA が分岐しており，コイル塞栓では虚血合併症のリスクが高いが，クリッピング術のリスクも高いと判断した．このため，MEP と ICG に加え，ハイブリッド手術室にてバルーンカテーテルを使用した suction decompression technique を併用して治療を行った（図2，図3）．

suction decompression technique

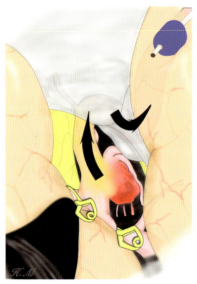

図2　suction decompression のシェーマ
内頚動脈に留置したバルーンカテーテルを拡張することで，血流を遮断したのちに中大脳動脈，前大脳動脈の近位をテンポラリークリップでクリップした．
続いてバルーンカテーテルから血液を吸引する（suction）ことで，動脈瘤の圧を減じる（decompression）ことで安全に動脈瘤周囲の操作を行うことができる．

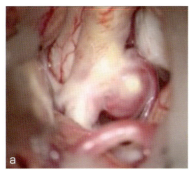
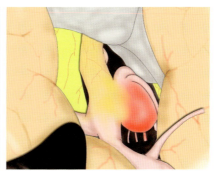

a：バルーンカテーテル誘導後

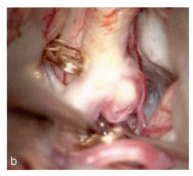
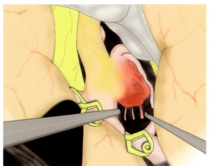

b：M1，A1にテンポラリークリップをかけ，バルーンを拡張し血液吸引することで動脈瘤を縮小させ，動脈瘤の裏に癒着した穿通枝を確認した．

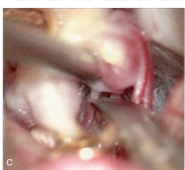
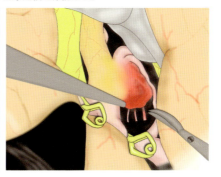

c：マイクロ剪刀で癒着した穿通枝を剝離した．

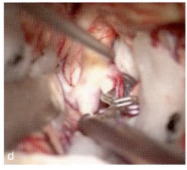
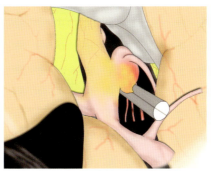

d：AchoAの流れが悪くならないように意図的にネックを残してクリッピングを行った．

図3　術中写真とシェーマ

② 術後経過

神経脱落症状なく，術後9日目に独歩自宅退院となった．

本症例の コツ

① コイルの難しい瘤を見抜く！

AchoAは血管径が細く，通常の血管造影検査の画像だけでは，起始部を正確に判断できないことが多い．そこで当施設では，3D-DSAを拡大し，階調を変えて，その起始部の詳細をしっかりと判断できる画像を作成している（**図4a，b，c**）．

a，b，cと3D-DSAで階調を変えることで，前脈絡叢動脈の起始部を明瞭に把握することができる．

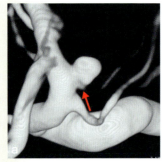 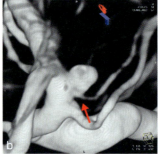 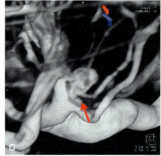

図4 階調を変えた画像

それでも動脈瘤自体から前脈絡叢動脈が分岐しているかどうかの判断が難しい場合は，マイクロカテーテルからの瘤内造影を行うこともある．もし治療による閉塞が危惧される場合には血管内治療を行わず，できる限り外科的治療または経過観察を選択する．

② AchoAの特徴

前脈絡叢動脈は内頚動脈の最終分枝として，後交通動脈分岐よりも末梢側から起始する．直径0.7 mm～2.0 mmと細い血管で，1本とは限らず，複数本分岐する場合もある．内頚動脈の背側を走行し，視索の下面を走行した後に前有孔質を通り，大脳脚中1/3，扁桃体，鈎，海馬前部，視床下部から視床外側の一部，外側膝状体，内包後脚，淡蒼球内節を栄養する．内包後脚は前脈絡叢動脈の固有の灌流域であるが，その他の部分は後交通動脈，後大脳動脈，内頚動脈や中大脳動脈からの分枝との間に吻合が存在する．このため，前脈絡叢動脈閉塞の病変分布には多様性がある．対側運動麻痺（上肢優

位），半身感覚鈍麻，同名半盲などが代表的であるが，麻痺側の運動失調，不随意運動，健忘，意識障害もみられることがある[1, 2]．このように前脈絡叢動脈は比較的細いにもかかわらず臨床的に重要な領域を灌流しているため，閉塞によって重篤な症状を来しうる．

③ クリッピング術の注意点

AchoA 瘤のクリッピング術において AchoA 領域の梗塞は 16% ～ 22.6% にも及ぶことが報告されており，合併症を起こしやすい部位であることがわかる．治療においては前脈絡叢動脈の温存のため AchoA 側に特に少し余裕をもたせてクリップすることが重要で，親動脈の動脈硬化の強い場合は注意が必要である．動脈瘤のドームからAchoA が起始する場合や，AchoA がドームに癒着し剥離困難な場合もあり，このような場合には AchoA を温存してクリッピングできるかどうかの判断が必要となる．AchoA は内頚動脈の背側から分岐しており，動脈瘤のドームに癒着することがまれではない．その場合には通常の手技では剥離は困難なことが多く，一方でそのままクリッピングしてしまうと AchoA が閉塞する可能性がある．このため当施設では，動脈瘤のドームから AchoA が分岐する場合は，サイズが小さくても suction decompressionができるようにハイブリッド手術室で行うようにしている．

クリッピング後にはドップラー，ICG，MEP，術中アンギオグラフィーにより，AchoA の開存と麻痺がないことを繰り返し確認する．クリップ前に AchoA 起始部の確認が困難な症例では内視鏡による起始部の確認も考慮する．AchoA は脆弱であり，クリップのブレードで直接 AchoA を挟まなくても血管壁の牽引によって，容易に血管腔が閉塞し，脳梗塞に至ることがある．このため動脈瘤ネックと AchoA との間にブレードを挿入するときは，ネックの残存が生じてもよいので AchoA に緊張を与えないようクリップすることが重要である．

④ 穿通枝は温存したはずなのに…

クリッピング後に脳梗塞を認めた症例を提示する．

術前 DSA で動脈瘤のネックから AchoA が分岐していた（**図 5**）．術中 MEP は正常で，ICG でも AchoA の流れに問題はなかった．術後の DSA でも AchoA は温存できていたが（**図 6**），術後 2 日目に右上肢の麻痺が出現した．当日の頭部 CT で内包膝部と尾状核に低吸収域を認めた（**図 7**）．幸い麻痺は徐々に改善したが，本領域の治療の難しさを示唆する症例であった．

Case 2　内頚動脈−前脈絡叢動脈分岐部動脈瘤　● 37

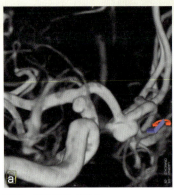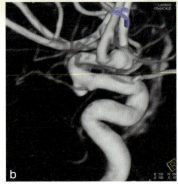

図5 術前 3D-DSA
a：正面，b：側面．前交通動脈瘤と AchoA 瘤を認めた．

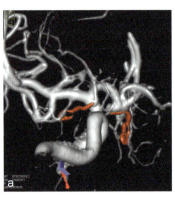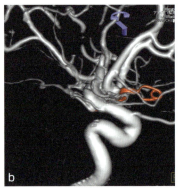

図6 クリッピング後 3D-DSA
a：正面．b：側面．どちらの動脈瘤も良好にクリップされており，AchoA の開存も確認できる．

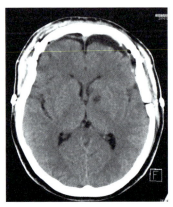

図7 術後2日目頭部 CT
内包膝部と尾状核に低吸収域を認めた．

幸い麻痺は徐々に改善し，術後18日目に独歩自宅退院となる．

さらに極める！二刀流の視点から　外科治療が難しい症例への対応

次にAChoA瘤に対する血管内治療を検討してみよう．

1　コイル塞栓術のポイント

AChoAの起始部をしっかり分離できるワーキングアングルを作成し，AChoAの起始部にコイルのループが，かからないようにフレーミングを作成し，そのフレームを崩さない柔らかいコイルで塞栓していく．局所麻酔下で治療を行う場合には，コイルをデタッチする前に，麻痺の出現がないことを確認しながら行うとよい．

2　ステントの併用によるAchoA温存

オープンセルステントのストラットを意図的に瘤内に逸脱させて，前脈絡叢動脈の起始部を温存する方法もある（図8）．

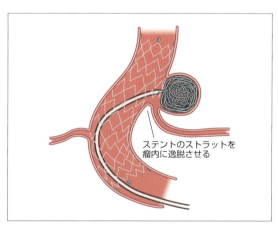

図8　オーバーサイズのステントを選択し，ストラットを瘤内に逸脱させてAchoA起始部を温存する

3　カテーテルの挿入角度を考える

ステントアシストで，瘤内へのカテーテルを通常の方法より中枢側（AchoAの起始部付近）に留置してそこからコイルを挿入することで，AchoAの起始部を温存する方法が報告されている（Kimら[3]Low-angled approach）（図9）．

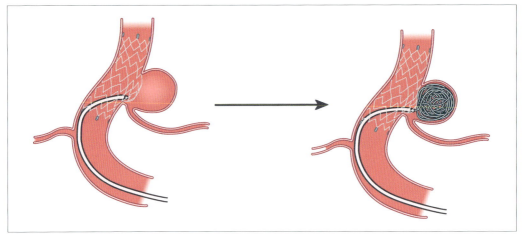

図9 Low-angled approach

文 献

1) Aoki T., *et al.*：*Surgical Neurology International*, 2016；7（Suppl 18）：S504–S509.
2) 太田 貴裕，他：脳卒中の外科 2013；41：176-182.
3) Kim BM, *et al.*：*Neuroradiology* 2008；50：251-257.

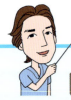

Dr. 吉村のワンポイントアドバイス

前脈絡叢動脈瘤をどう治療するか？

　内頸動脈瘤のうち，前脈絡叢動脈瘤は最も治療リスクが高いものの一つです．患者に麻痺を来さないよう前脈絡叢動脈瘤をどう温存するか？これは脳血管外科医にとって極めて重要なテーマです．本症例のようにクリッピングでうまく温存できることばかりではありません．前脈絡叢動脈が動脈瘤壁に強固に癒着している場合にはそのままクリップすると血流が止まってしまうことが多く，逆に剥離操作によって閉塞してしまうこともあり得ます．また，血管内治療でうまく温存しても，術後に血栓性閉塞を来すこともあります．どちらの治療もリスクが高いためフォローしている患者さんさえいます．

　この部位の治療は特にリスクが高いことを念頭に，現在用いうる機器や技術を総動員してチャレンジするしかないのだと思います．

● 各論

Case 3 大型内頚動脈瘤（硬膜内）

兵庫医科大学脳神経外科　吉村紳一

症例

現病歴

50歳代男性．左眼の見えにくさを自覚して眼科を受診し，視野障害を指摘された．MRIを受けたところ左内頚動脈に大型動脈瘤を認めた．

術前検査と評価

① MRA（図1）

左内頚動脈に大型動脈瘤を認める．

② 脳血管造影（図2）

左内頚動脈瘤は眼動脈より遠位，かつ後交通動脈より近位にネックを有し，最大径15.8 mmであった．

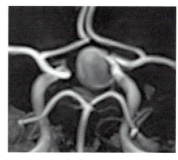

図1　MRA画像

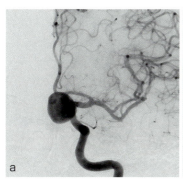
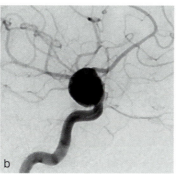
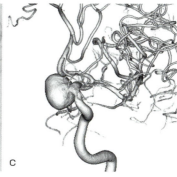

図2　脳血管造影
a：正面，b：側面，c：3D-RA

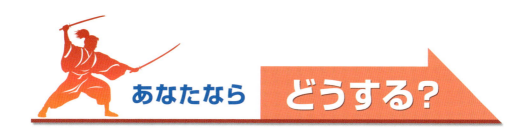

Case 3　大型内頚動脈瘤（硬膜内）　41

治療選択肢

1　開頭ネッククリッピング術

　動脈瘤が大きいため，suction decompression technique でクリッピングを行う．通常は頸部頸動脈を露出したうえで，頸部内頸動脈と頭蓋内内頸動脈をクリップし，外頸動脈に挿入したチューブから血液を吸引するが，筆者らは頸部切開を行わず，バルーン付きカテーテルを用いている．大きな動脈瘤のクリッピングは周囲組織との癒着や動脈瘤近傍から分岐する穿通枝が温存できるかどうかが重要であり，動脈瘤と穿通枝が癒着している場合には，剥離操作は極めて慎重に行う必要がある．MEP を併用しつつ，十分に剥離したら動脈瘤を傷つけないよう慎重にクリップする．

2　母血管閉塞＆バイパス術

　クリッピング術が困難またはハイリスクと判断された場合に選択される．母血管閉塞を行う場合には，術前にバルーン閉塞テストを行い，バイパスの必要性を判断することが多い．閉塞によって麻痺などの症状を呈する場合にはハイフローバイパス，症状はないものの血流が低下する場合にはローフローバイパスを適応する施設が多いが，確固たるエビデンスはなく，施設や術者によってその判定法や適応は異なる．動脈瘤の遠位をクリップする方法としない方法があるが，いずれにおいても動脈瘤の遠位内頸動脈の穿通枝に血流が温存されるかどうかが重要である．バイパス術がうまくいっても盲端となった部分が血栓化し，そこに穿通枝が存在すると虚血による片麻痺などを呈してしまうからである．

3　コイル塞栓術

　一般に大型内頸動脈瘤はワイドネックであることが多いため，ステントを併用せざるを得ないケースが多い．しかし，本症例は比較的ナローネックであるため，ステントを併用せずコイルのみで塞栓できる可能性がある．その場合の利点は，術後に抗血小板薬を投与する必要がないことである．しかし，コイル塞栓によって脳神経の圧迫症状の悪化を来すことがあり，本症例ではすでに視野障害を呈していることから，その悪化や回復不良が懸念される．また，大型動脈瘤においてはコイル塞栓後に高率に再発を来す．ステントを併用することで再発率が下がる可能性があるが，1本では十分でないことが多く，複数本使用せざるを得ない．

4　フローダイバーター留置術

　基本的にはコイルを併用せず，フローダイバーター留置のみで治癒が得られることが多い．瘤内に異物を留置しないため，経時的に動脈瘤が縮小し，視神経の圧迫も解除されることが多い．ただし，フローダイバーター留置後にかえって神経症状が悪化したり，新たに発現することもある．ステロイド投与では回避できないことも多く，複視や視力低下を来す場合には患者にとって苦痛が大きいため，事前に説明しておくべきである．

治療の実際

以上の治療選択肢に関する説明を行ったところ，患者は視力の温存と低侵襲治療を強く希望し，コイルを併用しないフローダイバーター留置術を選択した．

> **使用デバイス**
> シース：Shuttle 7 Fr 90 cm（Cook Japan）
> 中間カテーテル：Navien（Medtronic）
> マイクロカテーテル：Marksman（Medtronic）
> フローダイバーター：Pipeline Flex（4.5 mm × 16 cm）（Medtronic）
> バルーンカテーテル：Scepter XC 4 mm × 11 mm（Terumo）

1 血管内治療

大腿動脈を穿刺し，ウルトラロングシース（Shuttle 7 Fr）を左内頸動脈まで誘導した．マイクロカテーテル（Marksman）を M1 まで誘導し，Pipeline Flex（4.5 mm × 16 cm）を挿入し，M1 で先端を展開した．リシースによるアンスリーブ後，再度先端を展開して透視下で近位に引き戻し，位置確認後に Pipeline を全展開した．留置後，血管壁への密着を促すため Pipeline 内にバルーンカテーテル（Scepter XC 4 mm × 11 mm）を誘導し，用手的に拡張した．

術後の dyna CT 撮影では密着は良好であった（**図3**）．また，最終の血管造影検査で遠位塞栓症などを認めず，動脈瘤内に造影剤の停滞を確認した（**図4**）．

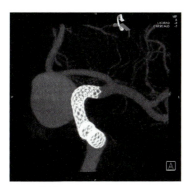

図3 術後 dyna CT

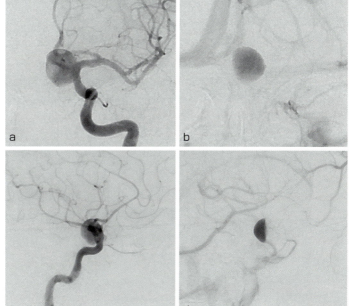

図4 最終左内頸動脈造影
a：正面（動脈相），b：正面（静脈相），c：側面（動脈相），d：側面（静脈相）
瘤内の血流が停滞していることがわかる．

2 術後経過

術後，新たな神経症状を認めず，経過は良好であり，ステロイドの投与も行わなかった．フォローアップのMRIで動脈瘤は経時的に縮小し，視野も改善した．治療1年後の血管撮影では動脈瘤の消失を認め（**図5**, **図6a, b**），MRIでも動脈瘤の縮小が確認された（**図7a, b**）．治療後1年で抗血小板薬を中止し，その後も経過良好である．

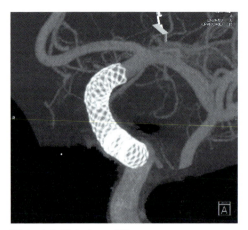

図5　1年後のdyna CT

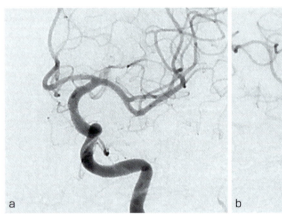 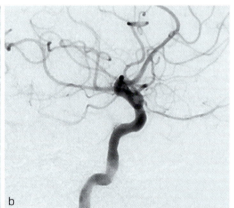

図6　左内頸動脈造影
a：正面，b：側面

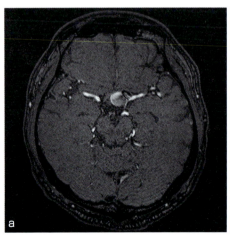 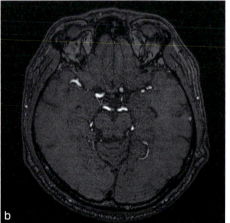

図7　MRI
a：治療前，b：治療後

本症例の コツ

Pipeline の留置におけるコツを紹介する．

1 サイズ選択

Pipeline 留置における一つのポイントはサイズ選択である．大きすぎるサイズでは留置の距離が長くなり，小さすぎるサイズでは密着不良となる可能性がある．

われわれは通常の撮影と 3D-DSA の両方を行い，計測を行っている．注意が必要なのは母血管径計測の際に 1 方向ではなく，正面と側面の 2 方向で計測を行うことである（**図 8a**）．動脈瘤が大きい場合にはその圧迫によって内頚動脈が扁平化していることが多く，1 方向では大きな誤差を生じてしまうためである．

Pipeline のサイズと長さの選択については，特に注意が必要である．計測に関しては簡便なキットがあり，ほぼ全例に使用している．ただし，それを用いて長さを決定しても予想とは違った結果になることがある．特にワイドネックの場合にはその部分で短縮し，長さが足りなくなることがあるため注意が必要である（**図 8b**）．このため，長めのサイズを選択することとなるが，一般に長い Pipeline は操作性が悪いうえ，長すぎると近位の屈曲にかかってしまい，その部分でねじれ（twist）を生じて展開が不良になることがある．このため，ワイドネックの場合には長さの見極めが難しい．Pipeline の距離が足りず，近位端が瘤内に逸脱すると次の処置が困難となることがあるため，やや長めを選択することが多いが，その場合には twist を想定しておくことが重要である．このあたりはネックの長さと母血管の屈曲度によって変わるため，経験を要する．

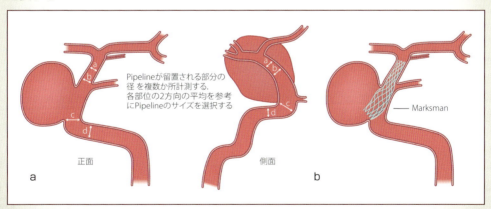

図 8　サイズの選択

2 Pipeline留置のコツ

Pipeline の留置法のコツを紹介する．まず中間カテーテル（Navien）を瘤の近位に

誘導し，マイクロカテーテル（Marksman）を M1～2 まで誘導する（**図9a**）．次に Pipeline の先端を一部展開する（**図9b**）．これで良好に拡張する場合にはそのまま展開してよいが，多くの症例では展開しないためリシースする（**図9c**）．リシースして再度展開すると少し先端が広がることが多い（**図9d**）．リシースできない場合，先端

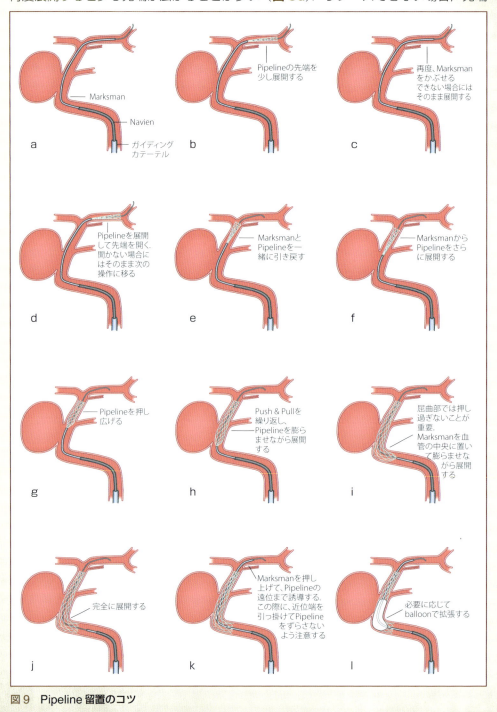

図9 Pipeline 留置のコツ

が広がらなくてもそのまま次の操作に移る．システムごと内頚動脈まで引き戻し（**図9e**），さらに Pipeline を展開する（**図9f**）．ある程度の距離展開されたら Pipeline を push する（**図9g**）．Push & Pull を繰り返し，Pipeline を膨らませながら展開していく（**図9h**）．屈曲部ではマイクロカテーテルが壁に押し付けられて展開不良となりやすいため，カテーテルを血管の中央に移動させつつ展開する（**図9i**）．完全に展開するとやや短縮して留置が終了する（**図9j**）．次にマイクロカテーテルをゆっくりと押し上げ，Pipeline を超えて遠位まで誘導する（**図9k**）．この際，Pipeline の近位端を引っ掛けると Pipeline がずれてしまい，最悪の場合，瘤内に逸脱することがあるため十分に確認する．また大弯側に動脈瘤が存在する場合にも Pipeline の移動に注意し，誘導が困難ならカテーテルによるマッサージにとどめ，バルーンによる拡張は中止してもよい．バルーンで拡張する場合には，解離を来さないよう十分に注意する（**図9l**）．

③ ねじれ（twist）を来した場合の対処法

　本症例のように頚動脈サイフォンの屈曲が少ない症例は留置しやすいが，高度の屈曲を伴う場合には Pipeline が twist を生じて留置に難渋することが少なくない．その場合の対処法を紹介する．

　まず展開中に Pipeline が途中から細くなって広がりにくい場合のほとんどは，twist を生じていると考えられる（**図10a**）．twist が Pipeline の中央あたりにあるままで展開すると，マイクロカテーテルが通過せず，対処法を失うことがあるので注意する．まず行うことは Push & Pull を繰り返すことである．瘤より近位では比較的大胆に行ってよい（**図10b**）．これで解決しない場合にはリシースを行う（**図10c**）．部分的なリシースでは改善することは少なく，多くは全長のリシースを行うことで解消される．ただし，それでも twist が生じることは稀ではない．その場合には twist より遠位を膨らませるように何度か試み（**図10d**），twist が近位に移動したところで展開すると近位が回転して自然に拡張することが多い．twist で内腔がつぶれている場合には危険であるが，ある程度広がっていてマイクロカーテルが通る程度であれば（**図10e**），バルーンで拡張する（**図10f**）．

Case 3　大型内頚動脈瘤（硬膜内）　● 47

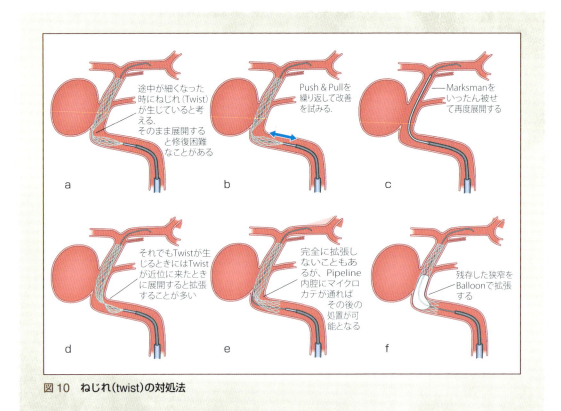

図10 ねじれ（twist）の対処法

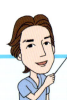

Dr.吉村のワンポイントアドバイス

フローダイバーター事情

　わが国にも近い将来新たなフローダイバーターであるFREDが導入され，椎骨脳底動脈瘤が新たな適応となりそうです．米国ではPipelineの適応が拡大され，内頚動脈先端部以外の全内頚動脈瘤がサイズに関係なく適応となりました．わが国においても適応拡大が予想されています．一方，ヨーロッパでは末梢血管用の小径のものや，展開が容易なものが開発されていますし，内腔の抗血栓性コーティングも盛んに行われるようになりました．しかし一方で，この機器の限界も見えはじめています．特に分岐部瘤においてはフローダイバーター以外の機器が必要とされ，瘤内フローダイバーター（intrasaccular device）がわが国に導入予定です．目まぐるしく新機器が導入され，治療の形態も変わっていくようです．ひょっとしたらいつの日か，コイルを知らない脳血管内治療医が活躍する日が来るのかもしれませんね！

さらに極める！二刀流の視点から　どのような症例にフローダイバーターを適応すべきか？

　フローダイバーターの登場によって，大型・巨大内頚動脈瘤に対して母血管を温存して低侵襲に治療することが可能となった．治療後の再発率も極めて低く，これまでのコイル塞栓とは一線を画する新たな治療法である．しかし，外科的治療に対する優位性が確立したわけではない．この治療法をどのような対象に適応すべきか，外科手術との比較で考えてみる．

① 硬膜内内頚動脈瘤（大型・巨大）

　クリッピング術とフローダイバーター留置術における難易度関連因子をまとめた（表1）．また，硬膜内であっても母血管閉塞術を行うことがある．特に，フローダイバーターの適応となるPcomより近位のもので，Pcomの発達が良好なものは外科的に母血管閉塞とバイパス術での対処が可能である（図11）．これは後方循環からPcomを介する血流が内頚動脈の分枝（前脈絡叢動脈など）を順行性に灌流するからである．Pcomの発達が悪い場合には，たとえハイフローバイパスを行っても，瘤の遠位が盲端となって内頚動脈の分枝（前脈絡叢動脈など）が血栓性閉塞を来す可能性がある（図12）．このようにPcomが描出されない症例に母血管閉塞を行う場合には，バルーン閉塞テストのみでなく，詳細な解剖学的考察を行って適応を決定する必要がある．

表1　クリッピング術とフローダイバーター留置術の難易度関連因子

	クリッピング術	フローダイバーター留置術
ハイリスク因子	動脈瘤が大きい	アクセスルートに問題がある
	穿通枝が瘤または瘤近傍から分岐している	瘤自体から分枝がある
	穿通枝が瘤壁に癒着している	巨大瘤で血管自体が拡張している（3D-DSAで血管走行が追えない）
	動脈瘤の近位ネックが低位で確認できない	屈曲の大弯側に存在する
	瘤壁に高度動脈硬化（石灰化）を認める	ネック径が大きい
	瘤が内頚動脈の裏側に存在する	出血性疾患を合併している

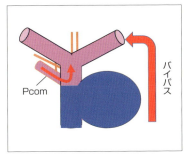
図11　Pcomの発達が良好な症例

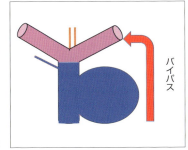
図12　Pcomの発達が不良な症例

② コイルを併用すべきか否か？

大型・巨大動脈瘤においては術後に遅発性破裂を来すことがあるため，硬膜内の瘤にはコイルを併用すべきとの意見がある．破裂した場合には，致死的な合併症となりうるため，保険償還に問題がなければ使用したいところである．しかし動脈瘤の圧迫による視野障害や外眼筋麻痺が出ている場合にはその改善が妨げられる可能性があるため一考を要する．また，コイル併用の有無に関する比較試験などは行われておらず，コイル併用が患者の予後を改善できるかどうかについては明らかになっていない．IntrePED 試験における遅発性破裂は大型瘤（10 mm ～ 24 mm）で 0.5%，巨大瘤で 5.8% であったと報告されており，動脈瘤が大きいほど術後の破裂が多いことが示唆された．つまり動脈瘤が比較的小さいものはフローダイバーターのみでも安全に治療可能なことがみてとれる．今後，瘤内塞栓の有無による遅発性破裂リスクの違いが科学的に明確になることが期待される．

③ 治療後の抗血小板薬の投与期間は？

最近になり，抗血小板療法と Pipeline 留置後の虚血・出血合併症に関するメタ解析が報告されたので紹介する[1]．

本報告では単一の抗血小板療法のプロトコールを有し，虚血・出血合併症のデータが提供された 2009 年から 2017 年の 29 報告（2,002 例）が対象となった．

まず，本研究における全虚血合併症は 7%（95% CI 6% to 9%）で，低用量アスピリン（≦150 mg）は高用量アスピリン（＞150 mg）よりも術後虚血合併症が多く（HR 2.56, 95% CI 1.41-4.64），クロピドグレルの術後投与期間については 6 か月未満のほうが 6 か月以上よりも虚血合併症が多かった（HR 1.56, 95% CI 1.11-2.20）．一方，本研究における全出血合併症は 5%（95% CI 4% to 6%）で，アスピリンの用量，クロピドグレルの投与期間に関する比較において有意差はなかった．また血小板凝集能測定の有無はどちらの合併症についても有意差がなかったと報告されている．

以上から，Pipeline 治療において，高用量アスピリン（＞150 mg）および 6 か月以上のクロピドグレル投与の合併症率が低かった，ということになるが，このレジメンをわれわれ日本人に適用してよいかどうかについては疑問が残るところである．というのもわれわれアジア人は白人よりも一般に頭蓋内出血率が高く，クロピドグレルの抵抗性患者も多いことが知られているからである．また，Daou らはクロピドグレルに対する反応性を示す P2Y12 reactivity units が 60 ～ 240 に入らない場合には出血・虚血合併症が多いと報告しており[2]，Adeeb らは 28.8% の患者がクロピドグレルに対する non-responder であり，虚血合併症率が有意に高かったと報告している[3]．

このように，Pipeline 治療後の至適抗血小板療法は未だ不明であり，今後アジア人における調査が行われることが期待される．

▌▌ 文 献

1) Saber H, *et al*：J Neurointerv Surg. 2019：11：362-366.
2) Daou B, *et al*：AJNR Am J Neuroradiol 2016：37：849-855.
3) Adeeb N, *et al*：Stroke 2017：48：1322-1330.

● 各論

Case 4 巨大内頸動脈瘤（海綿静脈洞内）

兵庫医科大学脳神経外科　吉村紳一，松川東俊

症例

現病歴

60歳代女性．4か月前からの側方視時の複視（右外転神経麻痺）を主訴に近医受診し，最大径27 mmの症候性右海綿静脈洞部内頸動脈瘤と診断された．

既往歴

喫煙歴なし，機会飲酒，高血圧症，脂質代謝異常症，大腸がん，腰椎すべり症術後，耐糖能障害なし，くも膜下出血や未破裂脳動脈瘤の家族歴なし．

術前検査と評価（図1）

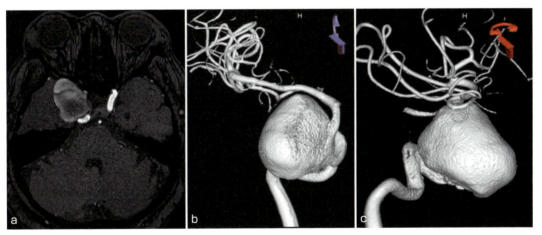

図1　頭部MRA画像
右内頸動脈海綿静脈洞部に巨大動脈瘤を認める（a：MRA元画像，b：3D-DSA正面画像，c：3D-DSA側面画像）．

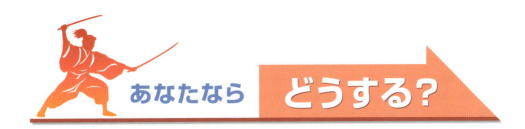

Case 4　巨大内頸動脈瘤（海綿静脈洞内） ● 51

治療選択肢

① 経過観察

　国際未破裂脳動脈瘤研究(ISUIA)では，巨大海綿静脈洞部内頚動脈瘤の破裂率は5年間で6.4%とそれほど高くない．しかし右外転神経障害を呈し，症候性となっているため，その治療希望があれば下記のいずれかを選ぶこととなる．

② 外科手術（ハイフローバイパス）

　頚部内頚動脈閉塞とハイフローバイパスにて治療した場合，根治率が高いとされている一方で，バイパスからの逆行性血流による瘤増大の可能性が残ることが問題である．また，本治療は比較的侵襲が大きく，頭部，頚部，前腕または下腿に創ができてしまう欠点を有する．

③ 血管内手術（フローダイバーター：FD）

　FDの特徴は瘤内へコイルなどの異物を挿入せずに瘤を縮小・治癒できる点で従来のコイル塞栓よりも優れている．周囲解剖学的構造物へのmass effect軽減効果も期待できる．FDによる未破裂大型〜巨大内頚動脈瘤の治療成績を報告したPipeline for Uncoilable or Failed Aneurysm(PUFS)では，治療180日後，1年後，3年後，5年後の動脈瘤完全閉塞率は74%，87%，93%，95%とされ，経時的に上昇することが報告されている[1]．一方で，表1に示すような事項に該当する場合には，FD留置は困難となる．

表1　FD留置困難となる患者背景および動脈瘤の形態学特徴

患者背景	・近位血管の屈曲などアクセスルートに問題あり ・出血性疾患合併のため，抗血小板療法禁忌
形態学特徴	・巨大動脈瘤で，動脈自体が拡張している ・瘤が母血管の大弯側にあり，極めて大きい

④ 血管内手術（母動脈閉塞：parent artery occlusion）

　Balloon test occlusionにおいて患者が虚血症状を呈さず，血流が低下しないかごく軽度の低下を示すなど，側副血行が良好であればコイルによる母動脈閉塞が選択肢となりうる．ただし本症例では右内頚動脈バルーン閉塞にて，広範な血流低下が生じるため(図2)，単純な母動脈閉塞は虚血性合併症のリスクが高いと判断した．

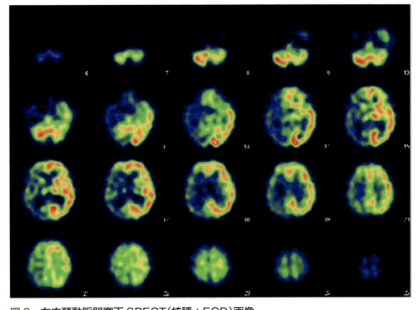

図2 右内頚動脈閉塞下SPECT(核種：ECD)画像
右中大脳動脈領域，右前大脳動脈領域，右後大脳動脈領域で広範な血流低下を認める．

治療の実際

本症例では右頚部内頚動脈の屈曲蛇行が高度（図3）で，FD留置困難事項の一つであるアクセスルートの問題を有していた．この問題は総頚動脈の直接穿刺にて解決されることが多いが，穿刺部合併症を来すリスクもある．ハイフローバイパスとFD留置の2つの治療方法の長所・短所を十分に説明したところ，患者本人と家族が総頚動脈の直接穿刺によるFD留置を希望した．全身麻酔下にて総頚動脈を露出し，直接穿刺を行い，カテーテルを屈曲部を超えて誘導するとキンクを来し，血流が低下するため，手技続行は危険と判断し，FD留置を中断した．このような経緯から本症例では，外科手術を行うこととなった．

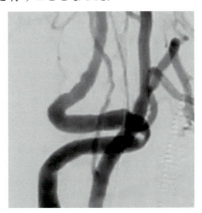

図3 右頚部内頚動脈 MRA MIP 画像
右内頚動脈に著明な屈曲蛇行を認める．

1 外科手術

仰臥位で頭部を左15度回旋し，軽度 vertex down で頭部を固定した．前頸部に横切開を行った．本症例では，前回手術の影響で癒着が高度であり，外頸動脈の確保が困難であった（通常は内頸動脈，外頸動脈，総頸動脈を確保する）．舌下神経，顎二腹筋前腹を露出し，下顎骨内側と顎二腹筋の間に示指を挿入し，茎状突起を後方（背側）へ骨折させ，頭部操作へ移り，浅側頭動脈（STA）頭頂枝の直上を剝離し，前頭枝は皮弁裏側から剝離した．superior temporal line を超える部位まで剝離して，中大脳動脈（MCA）M3，M4 部へのバイパス術を行うのに十分な長さを確保した．

前頭枝断端を fish mouth 型にトリミングし，STA-MCA（M3）バイパスを行った（**図 4a**）．ハイフローバイパスには長期開存に優れる Radial artery（RA）をグラフトとして用いた[2]．RA グラフトを採取し，chest tube（住友ベークライト，22Fr）を頸部から頭部へ誘導して（**図 4b**），頭部から頸部へ RA を誘導し，内腔をアルブミン加ヘパリン生食で緊満させ，ねじれを解除した（**図 4c**）．外頸動脈を遮断し，メスで小切開を置き，血管パンチで拡大し連続縫合した．次に頸部内頸動脈を遮断し，外頸動脈-RA-M2 バイパスの開存をドップラーエコー，ICG にて確認した．本症例では，外頸動脈露出困難であり，内頸動脈-RA-M2 バイパスを行った（内頸動脈と RA は端々吻合）．術中血管撮影でグラフトの開存を確認し，頸部内頸動脈を 2-0 Silk にて 3 重結紮した（**図 4d**）．

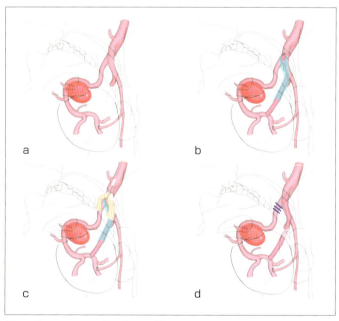

図 4 右ハイフローバイパスの手順
STA（前頭枝）-(M3 or M4) バイパス(a)を行う．RA-M2 バイパスを行った後に，chest tube を用いて RA を誘導するが，多くの場合 RA にねじれが生じる(b)．RA を緊満させ(c)，chest tube を抜去後に再度 RA を緊満させ，ねじれを確実に解除する．すべての吻合を終えたらモニタリングを行う(d)．

② 術後経過

術後 CTA 画像（**図 5**）で動脈瘤への血流消退を確認した．右外転障害は数日で消失した．

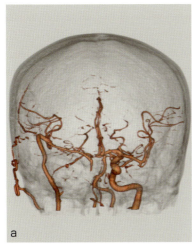
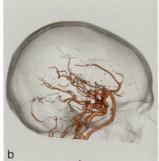
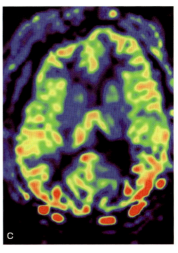

図5　術後 CTA，CT perfusion 画像
CTA 正面像（a），側面像（b）にて瘤の消失，STA-MCA バイパス，M2-RA-ICA バイパスの開存を確認した．CT perfusion 画像（c）で右大脳半球に有意な血流低下のないことを確認した．

本症例の コツ

　MRI の普及や脳ドック受診率の上昇によって無症候性海綿静脈洞部内頸動脈瘤が発見される頻度が高まっている．本疾患は部位的にネッククリッピング術の適応とならないため FD 留置または頸部内頸動脈閉塞（＋バイパス）が行われる．近年では FD 留置が急速に増加しており，治療の第一選択となりつつある．しかし，FD 留置が困難またはハイリスクな症例も存在する．その場合には母血管閉塞（parent artery occlusion）の適応となるが，バイパスを併用するかどうか，さらにはローフロー，ハイフローのどちらにするかについて明確な基準がない．当施設では BOT で虚血症状を呈する場合にはハイフローバイパス，症状がないものの血流低下を認める場合にはローフローバイパスとしている．また，本治療法は根治性が高い反面，侵襲が大きい．このため，複数の術者でグラフト採取と頸部・頭部の手術を並行するなど時間の短縮などに努めなければならない．

さらに極める！二刀流の視点から　ハイフローバイパスの注意点

母動脈閉塞＋ハイフローバイパス治療における主な注意点とその対応策を**表2**に示す．われわれは，RA-M2バイパスを行う際の遮断による虚血に備え，STA-MCA（M3 or M4）バイパスを先行している．またグラフトをアルブミン・ヘパリン加生理食塩水にて緊満させることでのねじれを防止している．

表2　ハイフローバイパスにおける注意点とその予防策

注意点	対策
グラフト内血栓	ヘパリン加生食で緊満させる
吻合部閉塞（頚部で起きやすい）	内膜同士を合わせる，グラフトの屈曲を避ける，ICG，ドップラー，術中アンギオグラフィー
グラフト（RA）のねじれ，閉塞	ヘパリン加生食で緊満，ドップラー，MCA圧測定
骨片，側頭筋，皮弁によるRA圧迫	余裕を持たせた縫合，ドップラー，MCA圧測定

文献

1) Becske T, *et al.*：*Neurosurgery*. 2017；80：40-48.
2) Matsukawa H, *et al.*：*Neurosurgery*. 2017；81：672-679.

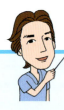

Dr.吉村のワンポイントアドバイス

ハイフローバイパスはなくなるのか？

　フローダイバーターの導入によって，多くの大型動脈瘤が血管内治療で治せるようになってきました．ではハイフローバイパスはなくなるのでしょうか？

　答えはNoです．p.52の表1に示したようなフローダイバーター治療が困難なケースでは機器が改良されても治療できない症例が残るものと考えられます．

　この手技で，特に重要と思う点を列記します．

　①十分な長さのグラフトを丁寧に採取し，生理食塩水で緊満させる

　②グラフトを通すルートをしっかり理解する

　③STA-MCAを先に行って保険をかけておく

　④頭部の吻合は難しくないが，頚部ではねじれやkinkに注意する

　⑤ICG，血管撮影，STAの枝の圧測定など複数の方法でpatencyを確認する

　もし流れが悪い時にはあきらめず，再度グラフト採取からやり直すことが重要です．技術的には決して難しくない手術ですが，重要なテクニカルチップスが他にもあります．フローダイバーター適応困難例に備えてしっかりと情報収集しておきましょう．

● 各論

Case 5 瘤から分枝のある症例（BA-AICA）

兵庫医科大学脳神経外科　吉村紳一

 症例

現病歴

　80歳代女性．3年前に脳ドックで最大径6 mmの脳底動脈瘤を指摘され経過観察されていたが，フォローアップのMRIで動脈瘤が8 mmに増大した．破裂のリスクは高いものの，動脈瘤が深部に存在するため開頭手術は難しく，コイル塞栓術でも瘤からの分枝閉塞による合併症は避けられないと説明を受けた．治療を希望して当院に来院した．

術前検査と評価（図1）

　脳底動脈本幹部に動脈瘤（8.9 mm × 8.7 mm，ネック8.8 mm）を認める．

　動脈瘤からは右前下小脳動脈（AICA）が分岐しており，しかも後下小脳動脈（PICA）との共通幹を形成している．

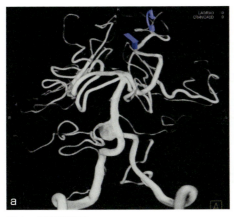
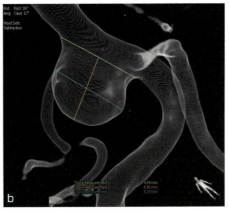

図1　脳血管造影
a：3D-DSA 動脈瘤は椎骨動脈合流部（union）近傍に存在している．
b：動脈瘤のドームから AICA の分岐を認める．

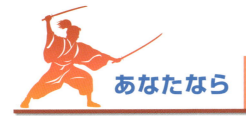

治療選択肢

① ステント併用コイル塞栓術

　動脈瘤から右前下小脳動脈（AICA）と後下小脳動脈（PICA）との共通幹が分岐しており，これが閉塞すると広汎な小脳梗塞を来すことが予想される．このためこの血管の温存は必須である．しかし本分岐はネックからかなり遠いところから分岐しており，脳底動脈にステントを留置してもこの分枝を温存してコイルで塞栓することは容易ではない．もう1本のステントをこの分枝に留置する方法もあるが，直径が2mm以下であることから術後に血栓性閉塞を来すリスクがある．

② フローダイバーター（Flow diverter：FD）留置術

　FDを脳底動脈に留置する方法も考えられる．しかし，動脈瘤に太い分枝がある場合には動脈瘤の血栓化が起きにくく，逆に血栓化すると分枝が閉塞してしまうことが報告されている．また，本動脈瘤は増大しており，破裂率が高いことを考えるとFD留置後に遅発性破裂のリスクが残ることも問題である．コイルを併用しても破裂が防げる保証はなく，血栓化による分枝閉塞を助長する可能性もあり，よい選択肢とはならない．

③ 開頭ネッククリッピング術・母血管閉塞術＋バイパス術

　この部位はクリッピングが最も難しい場所の一つである．transpetrosal approachまたはcombined approachで治療を行うとしても，動脈瘤が深部で大きく，しかもドームから分枝があるため，難しいクリッピングとなる．また本症例では動脈瘤がUnion近傍に存在しており，母血管閉塞する場合には両側の椎骨動脈を閉塞することとなるため，虚血リスクが大きくなる．また，OA-PICAなどを行ったのちにAICAを残して動脈瘤の遠位で脳底動脈をクリップでトラップしたとしても，動脈瘤近傍の穿通枝は犠牲にせざるをえず，それによる脳幹梗塞を生じうる．

④ バイパス術＋ステント併用コイル塞栓術

　本症例ではドームの分枝さえなければステント併用コイル塞栓術は比較的容易である．つまり，バイパスによって分枝のみ温存すれば血管内治療のよい適応になる．瘤からの分枝はPICAとの共通幹を形成しているため，OA-PICAを行えば分枝の支配領域を温存できる．その後，動脈瘤に対してステント併用コイル塞栓術を行えばよい．二刀流が最も得意とするところであるが，深部吻合の技術を要する．また術中血管造影が必要となるため，できればハイブリッド手術室を備えた施設で治療するとよい．

治療の実際

以上の治療選択肢に関する説明を行ったところ，患者は「バイパス術＋ステント併用コイル塞栓術」を希望した．

まずOA-PICA吻合術と瘤からの分枝に対するコイル塞栓術を行うこととした．

初回治療

使用機器

カーボンメイフィールド
Artis Zeego
バイパス用吻合糸
10-0 ナイロン糸
ICG
ドップラー血流計

使用デバイス

シース：4Fr FUBUKI Dilator 90 cm（朝日インテック）
マイクロカテーテル：SL-10 45°（Stryker）
コイル：Target 360 nano 2 mm × 3 cm（Stryker）

患者を park bench position とし，C型の皮膚切開にて後頭動脈をできるだけ近位まで剝離した．lateral suboccipital approach を行うべく開頭を行い，硬膜を切開した．10-0 ナイロン糸で型のごとく OA-PICA 吻合を行い，ICG とドップラー血流計でバイパスの開存を確認した．

次に血管撮影を行い，バイパスの開存を再度確認したうえで，動脈瘤からの分枝を1本のコイルで塞栓した．直後の撮影で，動脈瘤からの分枝は完全塞栓され，バイパスからの血流は動脈瘤付近まで逆流し，右小脳半球を広く灌流していた（**図2a, b**）．

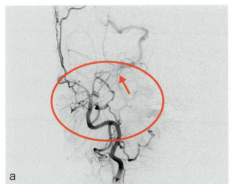 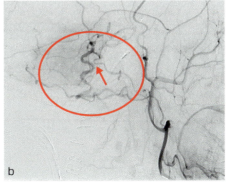

図2　バイパス後の術中血管造影
バイパス後，分枝コイル塞栓術前の外頸動脈撮影（a：正面，b：側面）．
OA-PICA バイパスは良好に開存しており，右小脳半球を広く灌流している．

Case 5　瘤から分枝のある症例（BA-AICA）　●　59

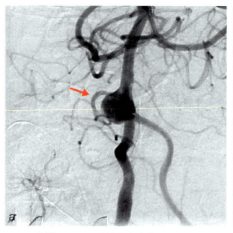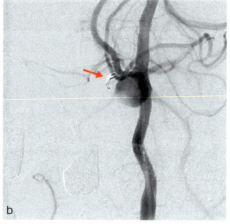

図3　分枝のコイル塞栓術前(a)と後(b)
a：OA-PICA バイパス後の右椎骨動脈撮影で動脈瘤から AICA が分岐している(矢印).
b：コイル塞栓後，AICA は完全閉塞した(矢印).

2 第2回治療

> **使用デバイス**
>
> シース：6Fr shuttle sheath 90 cm(Cook Japan)
> マイクロカテーテル：
> 　　　Prowler select plus(Cerenovus)
> 　　　SL-10 45°(Stryker)
> ステント：Enterprise2 4.0 mm × 23 mm(Cerenovus)
> コイル：Target 360 soft　　6 mm × 20 cm × 4
> 　　　　Target 360 ultra　 4 mm × 15 cm
> 　　　　(Stryker)

　治療から91日後にステント併用コイル塞栓術を施行した．大腿動脈アプローチにて外頚動脈撮影を行い，バイパスは良好に開存していた(図4a, b)．次に6Frガイディングシース(Shuttle sheath 90 cm)を右椎骨動脈に誘導し，ステント用のマイクロカテーテル(Prowler select plus)を脳底動脈に誘導し，動脈瘤用のマイクロカテーテル(SL-10 45°)を瘤内に留置した．まずステント(Enterprise 2　4.0 mm × 23 mm)を動脈瘤のネックの8割ほど展開した状態で(図5)，コイルを5本挿入し，その後ステントを全展開した．最終の撮影では動脈瘤は完全に塞栓されており(図6)，術後経過も良好であった．

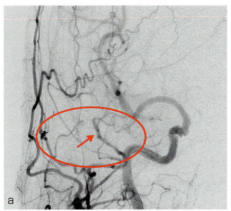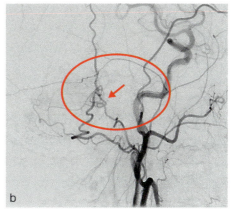

図4 右外頸動脈造影
コイル塞栓術前（a：正面，b：側面）．
OA-PICA吻合を介して（矢印），PICAおよびAICA領域がバイパスから灌流されている（丸囲み）．

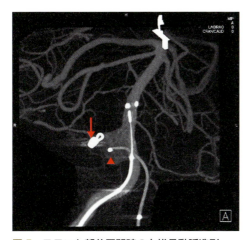

図5 ステント部分展開時の右椎骨動脈造影
瘤内にはコイル塞栓用のマイクロカテーテル（SL-10）が留置されている（矢頭）．
瘤の分枝に以前に留置されたコイル（矢印）が見える．

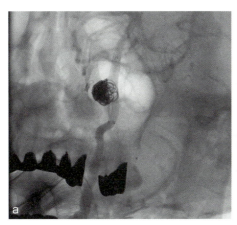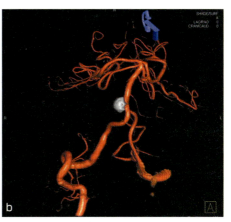

図6 コイル塞栓
a：コイルを5本留置し，ステントを全展開したところ．脳底動脈は温存されている．
b：動脈瘤は良好に塞栓された．

Case 5 瘤から分枝のある症例（BA-AICA） ● 61

本症例の コツ

　筆者らがこのような手法で治療するのは，主に分枝を有する椎骨脳底動脈瘤や，前方循環の大型～巨大動脈瘤である．バイパス術が成功すれば，塞栓自体は容易であることが多い．したがってこの方法が成功するかどうかはバイパス術の成否にかかっている．椎骨脳底動脈瘤の治療には OA-PICA，OA-AICA，STA-SCA，STA-PCA バイパスを行うことになり，前方循環の場合には STA-MCA，STA-ACA バイパスまたは A3 バイパスを行うこととなる．このようなバイパスは技術的難易度が高いうえに頻度が低いので，最初は十分な経験を有する術者についてさまざまなコツを学ぶほうがよい．

　ここでは以上のうち，比較的行う機会の多い OA-PICA と STA-SCA について解説する．

1　OA-PICA バイパス

　OA は外頚動脈の後面から分岐し，触知しうるのは外後頭隆起外側約 3 cm～4 cm の位置である．ドップラーエコーを用いてマーキングしておくとよい．

　個人差があるため，横静脈洞・S 状静脈洞移行部と asterion との位置関係を術前に CT 等で確認しておく．park bench position で asterion を囲む C 型の皮膚切開を行い（**図 7**），OA を bipolar cutting で近位部へと剥離していく．この際，できるだけ近位まで剥離しておくことが重要である．

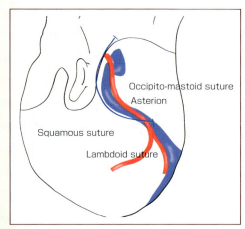

図 7　OA の走行と皮膚切開

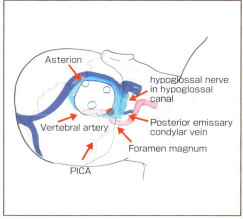

図 8　後頭下開頭

次に後頭下開頭を行う（図8）．病変が近位部椎骨動脈に存在する場合や大型瘤では，外側下方からの術野を得るために，大孔を開放して，trans-condylar approach の追加が必要となる．この場合には，posterior condylar emissary vein を処理，舌下神経管の開放，後頭顆および頚静脈結節の削除を行う．硬膜を切開し，lateral medullary cistern より髄液を排出する．小脳を牽引して PICA の caudal loop を同定する．この loop が高位で深部であるなどバイパス術が困難と判断した場合には，小脳表面の hemispheric branch を recipient とすることもある．深部での吻合となるため，OA の周囲組織の十分な剥離と止血を徹底し，アトムチューブで深部から持続吸引することでドライな術野を得ること，できるだけ PICA の分枝を凝固切断して表面に引き上げることが重要である．そうすれば吻合自体はそれほど難しくない（図9）．

❷ STA-SCA バイパス

STA-SCA バイパスを行う際のアプローチとして，subtemporal approach, anterior temporal approach, anterior or posterior trans-petrosal approach が知られている．今回は，さまざまな病変に応用の利く posterior trans-petrosal approach を用いた STA-SCA バイパスについて述べる．

健側を下とする park bench position として，皮切は STA 頭頂枝を 7 cm 程度確保すべく，頭頂枝直上から乳様突起後方 1 cm へ至る弧状切開とする（図10，青色線）．STA 頭頂枝を剥離し，骨膜・胸鎖乳突筋・側頭筋膜を musculofascial flap として温存し，外耳道開放に注意しつつ Fukushima's outer mastoid triangle（asterion, posterior point of root of zygoma , mastoid tip, 図10 水色で塗りつぶした部位），

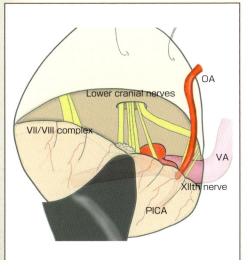

図9　OA-PICA バイパス

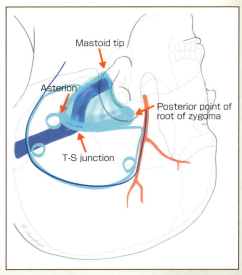

図10　弧状切開

spine of Henle, supramastoid crest（乳突上稜）を露出する．antrum 内で緻密骨に覆われた外側骨半規管が確認される．皮質骨をドリリングし，mastoid air cell を同定する．Sigmoid sinus を skeletonization するとともに，mastoid triangle 内を sigmoid sinus と同じ深さでドリリングする．Mastoid antrum, temporal tegmen, sigmoid sinus, sino-dural angle を同定し，Jugular bulb へ向かって mastoid air cell をドリリングし，digastric ridge, stylomastoid foramen, Fallopian canal, 後骨半規管を同定する．

図11のように硬膜切開（紫色の線）を置き，superior petrosal sinus（SPS）を結紮切離し，小脳テントを内側縁へ向けて切開する．小脳上面と側頭葉下面を脳ベラで牽引することで比較的広い術野でのバイパスが可能となる（図12）．ドライフィールドを得ることは OA-PICA と同様である．

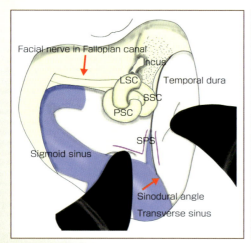

図11　硬膜切開

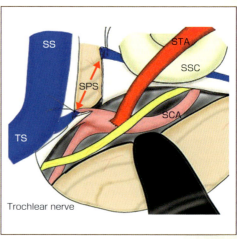

図12　脳ベラでの牽引

（松川東俊，吉村紳一）

さらに極める！二刀流の視点から　血管内治療の限界

　今やステントを駆使することで多くの動脈瘤に血管内治療を適応できるようになった．しかし，重要な枝がドームのネックから離れた位置から分岐している場合には，現在の血管内治療では安全かつ良好な治療を行うことができない．このような症例こそ二刀流の出番であり，血管内治療と外科手術を組み合わせることで治癒させることが可能である．ただし，よい治療結果を出すにはそれぞれの技術を磨かなければならない．また，そもそも高難度の治療の組み合わせであるため，合併症も生じうる．したがってその組み合わせ方や時期について工夫が必要である．

① どのような症例にバイパス術を併用すべきか？

　バルーンやステントの併用によってネック近傍の動脈分岐は温存が可能になった．しかし，前述のようにネックから離れたドームに分枝が存在する場合には部分塞栓となるため再発率が高く，破裂予防効果も劣る．また，ある程度分枝が太ければ，分枝にもステントを留置してYステントでの治療が可能となるが，それでもネックから分枝までの距離が遠くなると開存率が低下することになる．そのような場合には分枝にあらかじめバイパス術を行い，その後にコイル塞栓術をするという選択肢が有効である．不十分なコイル塞栓は再発につながりやすく，その後の治療を難しくすることが多いので推奨できない．

② バイパス術後に分枝をどうするか？

　バイパス術はうまくいったものの，コイル塞栓術までの期間に閉塞した症例の報告を見たことがある．このため，われわれはバイパスより近位でrecipientをクリップまたはコイルで閉塞するようにしている．こうすることでバイパスの開存性は高まり，次の血管内治療までの期間を十分にとることが可能となる．recipientはそのままにして早めにコイル塞栓を行うという方法もあるが，ステントの併用を行う場合にはDAPTが必須になるため，術後の出血合併症のリスクが上がる．DAPTではなくSAPTで治療したという報告もあるが，ステント血栓症などが起きては元も子もない．やはりステントの併用を行う場合には，しっかりと止血が得られてからDAPT下に行うほうが安全である．ただし，このあたりのさじ加減は患者の全身状態や解剖学的構造によって変わりうることに留意する．

③ バイパス術からコイル塞栓術までの期間は？

　未破裂脳動脈瘤であれば，前述のように分枝の近位を閉塞させれば，かなり長期間経ってから血管内治療を行うことが可能となる．しかし，破裂脳動脈瘤の場合にはバイパス術直後に手術室でコイル塞栓術を行わざるを得ない．その場合にはできるだけコイルのみで塞栓を行うなどの工夫が重要となる．このようにそれぞれの治療は状況に応じて柔軟に対応すべきであるし，治療自体の適応も変わってくるだろう．

Case 5　瘤から分枝のある症例（BA-AICA）● 65

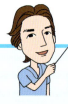

Dr. 吉村のワンポイントアドバイス

二刀流の必須技術：バイパス術

　高難度の脳動脈瘤を治療する場合に必要となる技術の一つがバイパス術です．血管内治療で温存できない分枝にバイパスをしておき，その後に血管内治療をする方法は分枝を有する多くの動脈瘤に応用可能です．

　こういった場合のバイパスは多岐にわたり，私自身が行ってきたのは前出のハイフローバイパス（ECA-RA-M2）とOA-PICA以外に，
① STA-MCA，② STA-ACA，③ A3-A3，④ STA-SCA，⑤ STA-PCA，⑥ OA-PCA，⑦ VA-RA-M2などになります．

　以上のうちから，まず最も難易度の低いSTA-MCAをマスターすべきですが，それでもSTA-M4だけでなく，STA-M2（M3）バイパスなどが必要となりますし．十分に経験を積んでおかないと，いざというときにうまく行えないと思います．

　また，複合治療を要する動脈瘤はACAの大型瘤や後頭蓋窩動脈瘤が中心となるため，②〜⑦も必要となります．こういったバイパスは行う頻度が低いので，全員がマスターする必要はないと思いますが，最低でもチームに一人できる人がいると，緊急の症例や血管内治療の合併症時に救済可能となります．深部吻合と呼ばれるこれらのバイパスは脳血管外科手術の中でも難易度が高いことで知られていますが，実は手順をしっかり踏んでいくタイプの手術です．しっかりと予習して，経験の多い先生の手術をしっかりと見てさまざまな工夫を取り入れていくことで，成功する可能性が上がります．

　一般的なバイパスの練習法については成書を参考にしていただきたいですが，このバイパス術は迅速さよりも丁寧さが求められることを強調しておきます．私自身はチューリヒ大学でトレーニングを受けましたが，とにかく一針一針の吻合を確実に行うよう徹底的に指導されました．バイパス術は天才的なセンスのいる手術ではありません．トレーニングするほどよい手術になっていくのです．自分のデスクで糸を縫合する，練習用のチューブを吻合するなど，徹底的に練習をしてください．そして最低でもSTA-MCAはできるようにしておかないと，「二刀流」とはいえません．地道に頑張っておけば，どこかで患者さんを救える場面が出てくると思います．みなさん，頑張ってください！

● 各論

Case 6 血豆状動脈瘤

兵庫医科大学脳神経外科　白川　学

症例

現病歴

30歳代女性．右利き．仕事中に頭痛を自覚したため，近医を受診した．しかし，診療中に突然の意識障害と嘔吐を認め，当院に紹介となった．

術前検査と評価

来院時，意識状態はJCS 200であった．失調性呼吸を認めたため，人工呼吸下に頭部CTを施行したところ脳底槽から両側シルビウス裂にくも膜下出血を認めた（図1）．脳血管造影を施行したところ，左内頚動脈前壁に血豆状動脈瘤を認めた．他の血管には動脈瘤や血管奇形等を認めなかったため，本動脈瘤の破裂と診断した（図2）．

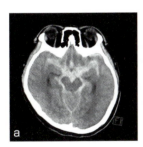
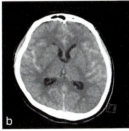

図1　頭部CT
a, b：脳底槽を中心にくも膜下出血を認めた．水頭症は認めなかった．

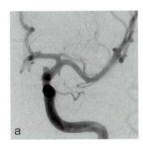
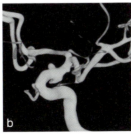

図2　脳血管造影
a：左内頚動脈 DSA．左内頚動脈非分岐部に血豆状動脈瘤を認めた．
b：3D-DSA．動脈瘤は後交通動脈分岐部対側の内頚動脈前壁に認めた．

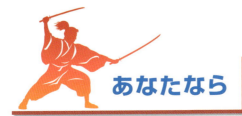

Case 6 血豆状動脈瘤　67

治療選択肢

　血豆状動脈瘤（blister-like aneurysm）は，治療の難しい動脈瘤の一つである．しかし，二刀流で立ち向かう場合には選択肢が多くなるため，状況に応じて以下の4選択肢から最適と思われる方法を選ぶことができる．

① 開頭ネッククリッピング術

　血豆状動脈瘤は動脈瘤壁が極めて薄いうえ，動脈瘤が小さいため，通常のネッククリッピングは困難なことが多い．母血管の一部を含めて絞り込むようにクリップする方法や，綿花やゴアテックス，筋膜などを利用した clipping on wrapping などが報告されているが，術中術後の出血が起こりうる．また本症例では後交通動脈がほぼ同じ高位に存在するため，wrapping が困難と考えられる．

② 母血管閉塞と血行再建術

　外科的に確実な止血を得るためには，母血管閉塞が必要となる．急性期にバルーン閉塞試験（BOT）を行うことはハイリスクであるため，バイパス術が行われることが多い．くも膜下出血発症の血豆状動脈瘤では，脳血管攣縮を考慮してハイフローバイパスを選択することが多い．

③ 血管内治療

　血豆状動脈瘤は小型〜極小の動脈瘤であり，壁が脆弱であるためコイル塞栓術だけでの完治は困難なことが知られている．奥行きが十分にある血豆状動脈瘤ではステントアシストでのコイル塞栓術が必要となる．ただし，動脈瘤壁が薄いためコイル塞栓中の破裂リスクが高く，不十分な塞栓になることも多い．そこで，コイルをある程度留置した後，比較的目の細かいステントを重ねる方法が行われている．海外ではコイルとフローダイバーターが用いられているが，わが国では，フローダイバージョン効果を期待して最も目の細かい LVIS blue が用いられることが多い．ただし，ステント，フローダイバーターともに保険適応外であることに留意する．

④ ハイブリッド手術

　出血を繰り返す場合には，コイルで直ちに止血を行って，できる限り迅速にバイパスを行うという方法が行われることもあるが，虚血耐性がない場合には広範な脳梗塞を形成してしまう可能性が高い．このため，まずバイパス術を施行した後にコイルにて母血管閉塞を施行するほうが安全である．

治療の実際

重症くも膜下出血であったが，脳圧降下薬投与にて状態の改善を認めたため，治療を行うこととした．また，後交通動脈が脳動脈瘤の真裏より分岐しており，母血管閉塞時の後交通動脈温存が困難と考えられたため，血管内治療を選択した．

1 血管内治療

> **使用デバイス**
> シース：7Fr Shuttle guiding sheath（Cook Japan）
> バルーンカテーテル：Hyperform 7 mm × 7 mm（Medtronic）
> マイクロカテーテル：Excelsior SL-10 ストレート（Stryker）
> 　　　　　　　　　Headway21（Terumo）
> マイクロガイドワイヤー：CHIKAI 14（朝日インテック）
> ステント：LVIS　4.5 mm × 23 mm（Terumo）
> 　　　　　LVIS　4.5 mm × 18 mm（Terumo）
> コイル：Target 360 nano　1.5 mm × 3 cm（Stryker）

大腿動脈穿刺にて 7Fr ガイディングシースを左内頚動脈に誘導し，ヘパリン 3,000 単位を静脈投与し，ACT を 200 〜 250 でコントロールした．まず，バルーンカテーテルを動脈瘤近傍の内頚動脈まで誘導して，破裂時の近位閉塞ができるようにした．次に，ステント用マイクロカテーテル（Headway 21）を中大脳動脈まで誘導し，コイル塞栓用マイクロカテーテル（SL-10 STR）を動脈瘤のネック付近に誘導し，コイル（Target 360 nano 1.5 mm × 3 cm）が動脈瘤内に留置できることを確認した．経鼻胃管よりアスピリン 200 mg とクロピドグレル 300 mg を投与した後，ステント（LVIS 4.5 mm × 23 mm）を内頚動脈先端より展開し，脳動脈瘤ネック近傍まで部分展開し，コイル塞栓術を行った（セミジェイルテクニック）．2 本目のコイルを挿入し，血管造影検査を施

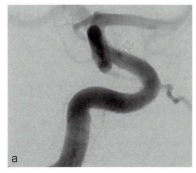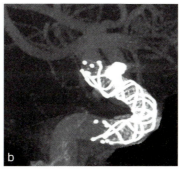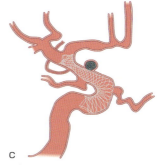

図3　ステント留置後の血管 DSA および模式図
a：内頚動脈 DSA（側面）：動脈瘤はコイルで塞栓され，母血管の描出も良好である．
b：ステント留置後の CT like image：コイルは動脈瘤内に留置され，ステントは動脈瘤を十分にカバーしている．
c：ステントとコイルの模式図：瘤内にコイルを挿入し，2 枚のステントで動脈瘤のネックをカバーした．

行すると，左内頚動脈がスローフローとなっていたためLVISを全展開したところ，血流は改善した．ステント展開後，同カテーテルを再度中大脳動脈まで誘導し，動脈瘤ネックが十分にカバーされるようにもう1枚のステント（LVIS 4.5 mm × 18 mm）を留置した（**図3**）．最終の血管撮影で脳動脈瘤は描出されず，遠位塞栓を認めないことを確認して手術を終了とした．

本症例の コ ツ

本症例では動脈瘤の真裏から後交通動脈が分岐しており，母血管閉塞を行うと後交通動脈も同時に閉塞する可能性が高いと判断した（**図4**）．後交通動脈の高さで内頚動脈を閉塞すると，後交通動脈とその分枝だけでなく，前脈絡叢動脈も盲端化し，閉塞するリスクがある．特に優位半球の前脈絡叢動脈および後交通動脈の閉塞は，重度な後遺症を残す可能性が極めて高い．前脈絡叢動脈起始部が内頚動脈先端に近い場合には温存される可能性が高くなるが，本症例では内頚動脈先端からの距離が長いため，母血管を温存する治療を選択した．

母血管を温存でき，動脈瘤の処置ができるステントアシストコイル塞栓術は理論的には理想的であるが，血豆状動脈瘤は壁が非常に薄いため術中破裂を来しやすい．このため，コイルは柔らかく，小さく短いコイルを選択した．ステントはストラットの細かいLVIS blueを選択し，フローダイバーター効果を期待して2枚重ねた．

急性期のステント使用は，抗血小板薬が十分に効いてないと虚血合併症のリスクが高いことに留意する必要がある．

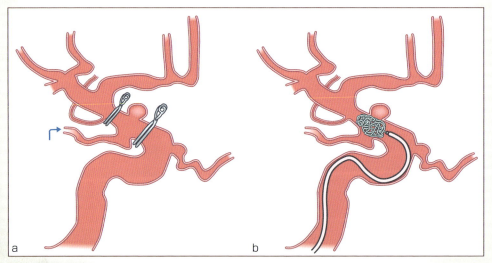

図4　母血管閉塞時の模式図
a：外科治療による母血管閉塞．動脈瘤の前後でクリップすると後交通動脈も閉塞する．
b：血管内治療による母血管閉塞．動脈瘤のネックごと塞栓すると後交通動脈も閉塞してしまう．

さらに極める！ 二刀流の視点から　血豆状動脈瘤のさまざまな治療方法

　血豆状動脈瘤にはゴールデンスタンダードの治療法がないため，さまざまな治療方法が行われている．大きく分けて，動脈瘤そのものを処理する方法と罹患動脈ごと閉塞する方法に分類され（表1）[1,2]，どちらにも精通すると二刀流としての力量を発揮できる．このため，それぞれの方法をさらに解説する．

1 外科的動脈瘤根治術

　この方法の一番のメリットは母血管を温存可能なことである．しかし一方で脆弱な動脈瘤を触らないといけないため術中出血のリスクが高く，かといって中途半端な治療を行うと致命的な後出血を来す可能性がある．したがって，この治療方法を選択するには，近位血管の確保など，術中出血への万全な対策を講じておく必要がある．

1）ダイレクトクリッピング（Direct clipping）（図5a）

　動脈瘤のダイレクトクリッピングが成功した事例や，正常な壁を有する母血管の一部を含めてクリップして成功した症例も報告されている．しかし，前頭葉を牽引した瞬間に大出血を来したり，問題なくクリッピングができたものの，術後に出血を来した事例も多い．つまり，この方法の問題点は，治療の確実性に欠けることである．本治療を行う場合には，premature rupture を想定して動脈瘤剥離前に近位血管の確保とバイパス術を行い，万全の体制を整えておく必要がある．

2）クリッピングオンラッピング（Clipping on wrapping）（図5b）

　クリッピングの特殊な方法として，クリッピングオンラッピングがある．この方法は動脈瘤を含んだ母血管をさまざまなマテリアル（Gore-Tex やネオベール，綿花など）でラッピングし，そのラッピングの上から動脈瘤にクリップをかける方法である．ラッピングによって，クリップによる動脈瘤壁の損傷やクリップのスリップアウト（slipout）を防ぐことができる．しかし，本症例

表1　血豆状動脈瘤に対する各種手術方法

動脈瘤治療		母血管閉塞		
直達手術	血管内手術	直達手術	血管内手術	ハイブリッド手術
・Clipping ・Wrapping ・Clip-wrapping ・Direct suture and coating	・Coiling ・Stent assist coiling ・Multiple overlapping stents ・Covered stent ・Flow diverter	・Surgical trapping ・Surgical trapping + high (low) flow bypass	・Internal trapping	・Internal trapping + high (low) flow bypass

Case 6　血豆状動脈瘤　71

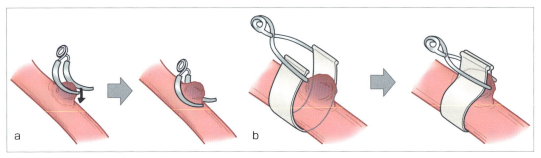

図5 動脈瘤根治術の各方法
a：ダイレクトクリッピング．母血管の正常壁を含めてネッククリッピングを行う．母血管の狭窄が強くならないように注意が必要．
b：クリッピングオンラッピング（clipping on wrapping）．ラッピングを行い，ラッピングのマテリアルと動脈瘤のネックをクリップで挟む．クリップがスリップアウトせず，動脈瘤だけをクリップできる方法である．

のように動脈瘤の近傍（特に裏側）に分枝が存在するとマテリアルを巻き付ける際に損傷したり，圧迫による閉塞が起こりうるため適応に限界がある．術前の画像で本治療法が可能かどうか十分に判断することが必要である．

2 血管内治療

ワイドネックな小動脈瘤である血豆状動脈瘤には単純なコイル塞栓術は適しておらず，ステントアシストコイル（stent assist coil）が行われる．脆弱な動脈瘤壁にコイルを挿入するため，術中出血のリスクが高い．また，ステントを使用しても十分にコイル塞栓することは不可能であり，動脈瘤内への血流を低下させる目的で，マルチプルオーバーラッピングステント（multiple overlapping stents）が行われる．最近の報告では，マルチプルオーバーラッピングステントもフローダイバーター（Flow diverter）同様に整流効果を持っているとの報告がされている[3]．ただしこの方法の欠点は，コイル塞栓に高い技術が必要であることと，治療後の再出血のリスクが他の治療方法と比べ高いことである．

2 母血管閉塞

この方法は簡便に行えるうえ，再出血の予防効果も高いが，術後の虚血性合併症を来しうる．原因として，一番多いのは脳血流低下による梗塞で，次に穿通枝梗塞がある．未破裂脳動脈瘤例ではBalloon occlusion test（BOT）の結果により血行再建術を選択することができるが，破裂例ではBOTは破裂を来しうるため行われないことが多い．このため，全例に血行再建術が行われることが多く，血流の多いハイフローバイパス（High flow bypass）が行われることが多い．しかしながら，ハイフローバイパスを行っても穿通枝付近の母血管が盲端化すると梗塞を起こしうる．穿通枝以外の血流流出路（out let）が存在しないと同部位に血栓が発生し穿通枝を閉塞するためである（図6）．盲端の距離が長いほど血栓ができやすく，最新のCFDを用いても開存の予測は困難なことが知られている．したがって，後交通動脈を閉塞しなければいけない部位に脳動脈瘤が発生した場合や，後交通動脈が低形成の場合には，前脈絡叢動脈を含む内頚動脈が盲端してしまうため順行性血流を温存する治療が必要となる．

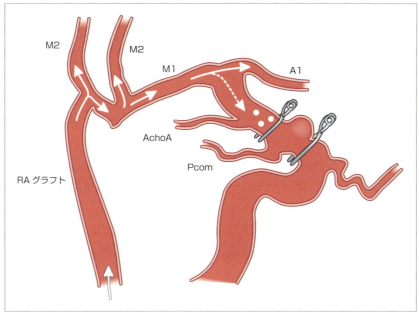

図 6 穿通枝梗塞の発生機序
母血管閉塞および頭蓋内外バイパス術後，前脈絡叢動脈の血流は内頚動脈先端から逆行性に供給される（点線矢印）．内頚動脈径と前脈絡叢動脈径の差により内頚動脈に血流のうっ滞が生じ，血栓が形成され，前脈絡叢動脈が閉塞する可能性がある．

以上のように，外科治療，血管内治療の利点と欠点を熟知し，個々の症例でどの方法の勝算が高いかを見抜いて治療を選択することが重要である．

文 献

1) Meling, T.R.：*Neurosurg Rev*. 2017；40：587-593.
2) Ji T, Guo Y, *et al.*：*Int J Med Sci*. 2017；14：390-402.
3) Wang C, *et al.*：*J Transl Med*. 2016；14：199.

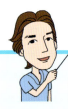

Dr. 吉村のワンポイントアドバイス

血豆状動脈瘤の治療：ハイフローか血管内か？

　本症例で詳しく解説したとおり，どちらの方法にも利点と欠点があります．そうなると若手の先生たちが緊急で行いやすいのはステントコイルだろうと思います．その場合，注意すべきなのは術中・術後に再破裂が起こりうることです．

　破裂はコイルによる塞栓中と，コイル塞栓が不十分な場合の術後に多い印象があります．この動脈瘤の治療にはほとんどの症例でステントを併用せざるを得ないため，DAPTをローディングで始めることになります．破裂点にコイルが十分に入っていない状態であれば再破裂しても不思議はありませんし，破裂するとしばしば致死的な出血となってしまいます．ではどうやって血豆状のふくらみにコイルを留置したらいいでしょうか？

　しっかり詰めたいものの一歩間違うと破裂を誘発してしまいます．苦労して瘤内に誘導したカテーテルが，ステントを展開したことで瘤外に外れてしまうことはよく経験されます．

　そこで私のお勧めはセミジェイルテクニックです．マイクロカテーテルを瘤内，あるいはネック付近に誘導し，LVISステントをネック付近まで被せます．そうして長めのコイルを瘤内に留置します（図a）．うまく入らない場合にはステントの展開度を変化させます．コイルが多少瘤からはみ出てもかまいません．ステントで血管壁に圧着できるからです．デタッチポイントまで挿入したら，コイルを切り離す前にLVISを展開します．コイルを切り離してしまうと，LVISの展開が不良な場合にリシースできなくなってしまうからです．LVISが展開できたら，コイルを切り離し，余裕があれば次のコイルを挿入します．コイルの追加には，最も柔らかく，短いコイルを使ってください．ここでは本数を減らすといった概念は忘れてください．1cmでも2cmでもいいので安全確認をしながら挿入していきましょう．その後，もう一枚LVISをオーバーラップして留置すれば治療は終了です（図b）．

　この治療は破裂率が高いので，バルーンの待機，あるいは準備を忘れずに！

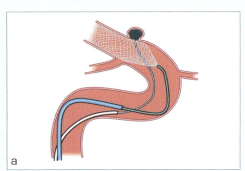
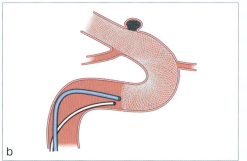

図　セミジェイルテクニック

● 各論

Case 7 動脈瘤穿孔

岐阜大学医学部脳神経外科　江頭裕介

症例

現病歴

80歳代後半女性．高血圧，高脂血症のため近医で投薬を受けている．起床直後に突然の激しい頭痛を自覚した．かかりつけ医の往診を受け，脳卒中の疑いで当院に救急搬送された．来院時意識レベルは JCS 1，GCS E4V5M6，明らかな脳局所症状を認めなかった．WFNS グレード 1，Hunt & Kosnik グレード 2 のくも膜下出血（SAH）と診断した．

術前検査と評価

① CT

ほぼ左右差のない軽度の SAH が認められた（図 1a）．

② 脳血管造影

左前大脳動脈遠位（distal ACA）部に最大径約 3 mm，小型でワイドネックの動脈瘤を認め，出血源と診断した（図 1b, c）．

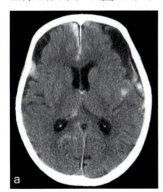
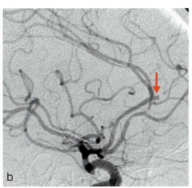
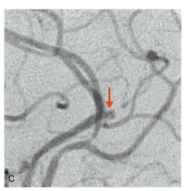

図 1　術前画像
a：発症時 CT．b：左内頸動脈側面像．左 A2-3 に小型の動脈瘤を認める（矢印）．c：左内頸動脈側面像（拡大）．

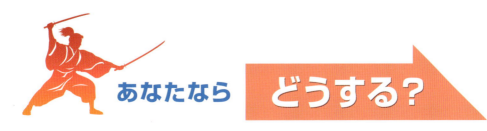

治療選択肢

① 開頭ネッククリッピング術

　本症例は distal ACA の極小かつワイドネックの動脈瘤であり，極小動脈瘤ではコイル塞栓術中出血のリスクが高くなることが知られているため[1]，病変の性状からは開頭術を第一選択とすべきである．開頭術に際して特に問題となるような解剖学的特異性はなく，両側前頭開頭，片側から大脳半球間裂アプローチでのクリッピングが可能であろう．ただし，本症例は超高齢者であり，開頭術の侵襲性は無視できない．

② コイル塞栓術

　本動脈瘤は極小かつワイドネックであるもののほぼ球形であり，瘤内へのコイル留置は可能と考えられる．本症例での頭蓋内動脈の動脈硬化所見や蛇行は強くなく，母血管である前大脳動脈 A2 部の走行と動脈瘤の長軸のズレも少ない．ディスタルアクセスカテーテル併用下でのシンプルテクニックによる塞栓術が可能であろう．母血管径が細く，破裂例であるため抗血小板療法は行いにくい．このためバルーンやステントの併用は術中血栓症の観点からは避けるべきである．ただし，コイルがどうしても母血管に逸脱する場合には，バルーンやステントを使用せざるを得ないこともある．

治療の実際

　担当主治医から以上の治療選択肢の説明を行ったところ，患者と家族は血管内治療を強く希望した．超高齢者であることから，開頭術の侵襲性を考慮しコイル塞栓術を試みることとした．

使用デバイス
シース：4Fr ショートシース(Medikit)
マイクロカテーテル：Excelsior SL-10(Stryker)
マイクロガイドワイヤー：Radifocus GT-12 先端 45°(Terumo)
コイル：GDC Ultrasoft　2 mm × 4 cm(Stryker)

① 血管内治療

　右大腿動脈からのアクセスを試みたが，大動脈の蛇行と type 3 aortic arch のため困難であった．そこで局所麻酔，鎮静のまま総頚動脈を直接穿刺し，4Fr のショートシースを内頚動脈に留置した．ワーキングアングルを設定後，マイクロカテーテル(SL-10)を先端 45° のマイクロガイドワイヤー(GT-12)で瘤の入り口付近にまで誘導した(**図2a**)．ここでマイクロガイドワイヤーをゆっくりと抜去しコイルをマイクロカテーテルから出そうとしたところ，カテーテルが先進し，瘤を穿孔した(**図2b**)．GDC Ultrasoft 2 mm × 4 cm(Stryker)を瘤外より瘤内にかけてダンベル型に巻

き，リカバリーを試みたが，ワイドネック瘤のためコイルループが母血管に逸脱してしまう状況であった．幸い穿孔後も本人の意識状態，バイタルサインに著変は認めず，血管撮影でも造影剤の漏出は認めなかった．血管内治療でのリカバリーは困難と考え，開頭クリッピング術を行うこととした．システムはすべて留置したままとし，マイクロカテーテルは移動や麻酔導入の際に抜けることがないよう，やや押し込み気味で固定し，手術室へ移動した．

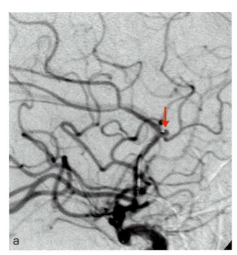 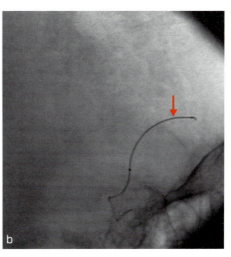

図2　コイル塞栓術中画像
a：マイクロカテーテルを瘤のネックに留置したところ（矢印）．
b：動脈瘤穿孔後．コイルをマイクロカテーテルからわずかに出した時点でマイクロカテーテルがジャンプアップした．カテーテルが動脈瘤の位置（矢印）を越えて大きく先進していることがわかる．

❷ 開頭ネッククリッピング術

　頭部を正中位とし，Mayfield 固定器にて固定した．冠状皮膚切開にて両側前頭開頭を行った．右側は bridging vein が邪魔になるため，左側より interhemispheric fissure に進入した．動脈瘤までは容易に到達可能で，瘤を穿孔したマイクロカテーテルとコイルを視認できた（**図 3a**）．母血管，動脈瘤のネックを確認後，動脈瘤の遠位部で母血管を遮断し，テンポラリークリップをかける準備をした状態で頚部のシースよりカテーテルを抜去した．カテーテル抜去に伴い出血が起こったが，直後に近位血管を遮断して止血した．速やかに動脈瘤のネッククリッピングを行い，complete clipping を確認した（**図 3b**）．

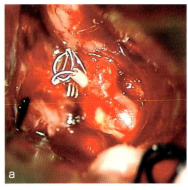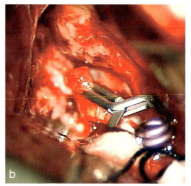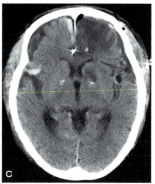

図3 クリッピング術中・術後所見
a：術中所見．小型の動脈瘤よりカテーテルとコイルが逸脱しているのが視認できる．
b：動脈瘤のクリッピング後．
c：術3日後のCT．血腫の増量はないが，左前頭葉に bridging vein 損傷による low density area を認める．

3 術後経過

術後の CT では左前頭葉に low density area が出現しており(**図3c**)，術中，自重で落ち込んだ前頭葉表面の bridging vein の損傷によるものと考えられた．これに伴う明らかな脳局所症状の出現はなく，SAH の明らかな増加は認めなかった．術3週間後の血管造影にて complete clipping を確認した(**図4a，b**)．発症後3か月の時点で筋力低下はあるものの日常生活動作は自立した(mRS 2)．

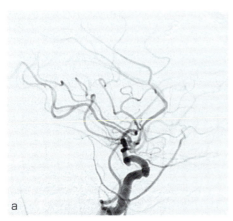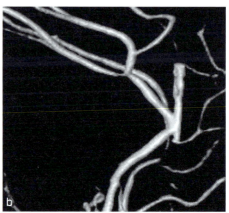

図4 術後血管造影
a：術3週間後の左内頸動脈造影側面像．
b：左内頸動脈造影 3D-DSA．
　　いずれの造影でも complete clipping が確認された．

本症例のコツ

1 動脈瘤穿孔の際のリカバリー法

1）穿孔したカテーテル，ワイヤーをすぐに抜去しない．

よく言われることであるが，穿孔したデバイスで穴が塞がれているため，抜去しなければ本症例のように出血しないこともある．したがって，直後はデバイスを抜かないようにすることが重要である．ただし，バルーンなどを併用していて，止血ができている状態であれば抜去して操作を行うこともある．

2）バルーンによる血流遮断

術中出血時に有効な止血法である．ネック付近での拡張が困難なら，次善の策として近位血管を遮断することもある．この間に迅速に瘤内塞栓を行って，十分に塞栓ができてから拡張を解除するようにする．筆者らは破裂動脈瘤塞栓術の際には，原則としてバルーンカテーテルを併用して手技を行うようにしている．本症例は破裂 distal ACA 瘤であるため，ネックに長時間バルーンを留置するのは血栓症のリスクがあるため，内頚動脈などに待機させておく方法がよいと考える．

3）ヘパリンのリバース

ヘパリンの投与量（1 mL/1,000 単位）と同量の硫酸プロタミンを静注し，ヘパリンを拮抗する．出血が起こると，凝固能亢進＋デバイス挿入による血栓塞栓症のリスクが高まるため，出血がないかバルーンで止血できている場合には意図的にリバースせず，瘤内へのコイル追加などの処置を優先することもある．

4）コイル挿入による止血

カテーテルが瘤を穿孔した場合には，瘤外よりコイルを巻きながら瘤内にカテーテルを引き戻し，ダンベル型に瘤内にもコイルを充填するとよい（図5a）．ただし，この

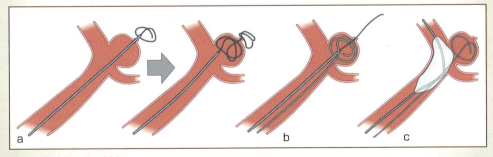

図5 動脈瘤穿孔の対応
a：カテーテルで穿孔した場合には，瘤外よりコイルを巻き，瘤内に巻き戻りダンベル型に塞栓する．
b：ワイヤーで穿孔してしまい，ダンベル型の塞栓が困難と考えられる場合には，もう1本のカテーテルを挿入し，そちらから塞栓する方法もある．
c：バルーンがあれば，拡張し止血しながら瘤内塞栓を行うのが安全である．ネックでバルーンを使用する際には，カテーテルが固定されることでキックバックが制限され，かえって瘤にできた穴を広げる可能性があることに留意する．

方法は全例で可能ではない．コイルのサイズが合わない場合などがそれにあたり，そのような状況ではもう1本のカテーテルを挿入して塞栓したり（**図5b**），バルーンによる止血を行いながらマイクロカテーテルを瘤内に引き戻して塞栓を行う（**図5c**）．

5）開頭ネッククリッピング術

　デバイスの進化により血管内治療によるリカバリー可能な範囲は拡大しているが，それでも困難な場合の最終手段である．中大脳動脈瘤や遠位前大脳動脈瘤など，開頭手術が有利な部位での塞栓術では，開頭術への移行も考慮する．破裂した動脈瘤の処置のみだけでなく，母血管閉塞時のバイパス術なども救済策となりうる．

　以上，合併症への対応を通じて術者の技量が向上する面もあるが，現在の医療システムでは一人の術者が多くの合併症を経験することは許されない．限られた経験を共有するため成書で十分に知識を備え，緊急時の心構えとリカバリーをチームで共有しておくことが重要である．

Dr. 吉村のワンポイントアドバイス

極小動脈瘤のコイル塞栓術

　極小動脈瘤のコイル塞栓術はハイリスクです．でも研究会や学会では「極小動脈瘤に対するコイル塞栓術の経験」といった発表がよく行われています．なぜなのでしょうか？

　実はこれらは，技術の高さを誇る発表なのです．「通常コイルでは治療できないほど小さいものをうまく詰めたぞ！」ということなのです．ですから慣れない人がマネすると痛い目に遭います．

　一方，小さな動脈瘤のクリッピングは血豆状破裂例を除けば一般的に低リスクです．ですから二刀流のみなさんは，できるだけ開頭手術を優先しましょう．そして，何らかの事情で開頭手術ができない場合に血管内治療を選択するようにして，ベテランの先生と慎重に行ってください．

さらに極める！二刀流の視点から　塞栓中の動脈瘤穿孔を避けるには？

① システムの視認

　ガイディングカテーテルの先端から，マイクロカテーテルの全長を視認できるワーキングビューを設定し，常にカテーテルのたわみの状況を確認する．脳血管内治療におけるワーキングビュー設定の基本中の基本である．

② ディスタルアクセスカテーテルの併用

　手前の屈曲を減らすことで，より効率的にカテーテル先端に力が伝わるようになる．Tactics（Tecnocrat）やFUBUKI 4.2 Fr（朝日インテック），セルリアンDD6（Medikit）などが代表的なディスタルアクセスカテーテルである．これらを使用する際にはデメリットとして併用可能なデバイスや有効長の制限が生じる．それぞれの組み合わせについて十分な知識を持ってシステムを構築する必要がある．

③ マイクロカテーテルの誘導

　遠位病変へのアクセスの際には，マイクロガイドワイヤー先端の操作性が低下するため，穿孔を危惧し先端がより柔軟なTransend（Stryker）などのスプリングタイプワイヤーや0.010 inchワイヤーが用いられることが多いと思われる．筆者はむしろ遠位病変に対しては先端にトルクが伝えやすく，カテーテル追従性の高い合金タイプワイヤーであるCHIKAI 0.014 inch（朝日インテック）を好んで使用している．これを用いることで，屈曲部の先でのワイヤーの選択性や先進性，カテーテルの追従性が向上する．本症例のようなdistal ACA動脈瘤の場合，A2の直線部までマイクロカテーテルを誘導できた際には手前のそれぞれの屈曲部ではカテーテルは最大限にたわんでおり，手元の動きとカテーテル先端の動きがほぼ1対1に対応することになる．血管内治療の対象となる遠位部動脈瘤の多くはターミナルタイプであり，この状態になればワイヤーのガイドがなくとも，フローガイドカテーテルのようにカテーテルを慎重に押すことで安全に瘤内まで誘導できる．動脈瘤の長軸が近位血管の長軸とずれている場合や，動脈瘤の穿孔を危惧する場合にはここで0.010 inchのワイヤーに交換し，ワイヤーガイド下にカテーテルを瘤内に誘導するとよい．

④ マイクロガイドワイヤーの抜去

　遠位病変では瘤内にカテーテルを送り込んだ後，ワイヤーを抜去する際にシステムのたわみがとれることでカテーテルが先進することがある．ワイヤーが屈曲部を戻っていくたびに，カテーテルが先進する挙動がないかを確認しながら，内頸動脈サイフォン部を抜けるまではワイヤーをゆっくりと慎重に抜去する，あるいはワイヤー抜去前にカテーテル手前のたわみをとっておくといった配慮が必須である．

⑤ 3D形状コイルによるフレーミング

　3D コイルの最大の利点は複雑な形状の瘤やワイドネック瘤に対してもシンプルテクニックで塞栓できる可能性が高められることである．フレーミングに 3D コイルを用いる場合，カテーテルを瘤の入り口寄り，ときには瘤外に位置させながら巻いていくと，3D 形状が瘤形状にフィットしコイルの挙動が安定する．巻き切るまで瘤中央よりも奥側でのカテーテル操作は不要であり，カテーテルによる瘤穿孔の危険性を感じることなくフレーミングを行える．このことは 3D コイルの隠れた利点である．

⑥ 引き際が肝心

　塞栓が進むと，ネック際でコイル挿入の抵抗が高まることがある．脳動脈瘤治療の最大の目的は(再)破裂予防であり，血管造影上の完全塞栓ではない．「動脈瘤の根治」よりも，主目的である破裂防止を長く維持できるシンプルな治療法がベターと考える視点が重要である[2]．

　以上のような工夫を加えることで，本症例で起きたような瘤穿孔のリスクの多くは回避可能である．また穿孔が起きても出血量が少なく，迅速に瘤内にコイルが充填されれば，悲劇的な出血となることは少ない．穿孔に気付いた時には誰でも動揺するが，チームで協力しつつ落ち着いて対応を行うことが重要である．

▌文 献

1)　Kawabata S, et al.：J Neurointerv Surg 2018；10：362-266.
2)　坂井信幸，他：Jpn J Neurosurg（Tokyo）2015；24：833-839.

●各論

Case 8 Acom 塞栓後の血栓症

岐阜大学医学部脳神経外科　榎本由貴子

症例

現病歴

70歳代女性．10年前に脳ドックで未破裂前交通動脈瘤を指摘．他院にて年1回画像フォローを受けていたが，増大が認められたため治療を勧められ来院した．

術前検査と評価

術前の脳血管造影では前交通動脈部に8.1 mm × 5.8 mmの不整形のワイドネック瘤（ネック径4.3 mm）を認め，瘤のprojectionは上向き，左A1が優位側であった（図1）．冠動脈疾患に対する薬剤溶出性ステント留置術の既往があり，すでにクロピドグレルとアスピリンが内服されており，血小板凝集能検査では適正値に抑制されていた．

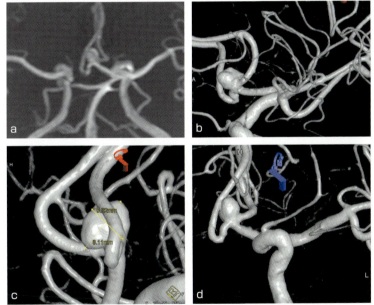

図1 脳血管造影
a：脳MRA，b～d：左内頸動脈3D-DSA
前交通動脈部に8.1 mm × 5.8 mm，ネック径4.3 mmの不整形ワイドネック瘤を認める．

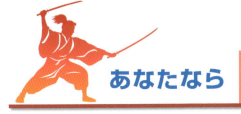

治療選択肢

1 経過観察

通常なら UCAS-Japan[1]のデータからは年間破裂率 1.97％，70 歳という年齢を考慮すると経過観察も十分選択されうるが，本症例は増大瘤である．破裂率はさらに高く，年間 18.5％ との報告もある．前医では開頭手術を強く勧められており，治療を強く希望していた．

2 開頭ネッククリッピング術

上向き／大きめのワイドネック瘤であり，全貌を把握するためには架橋静脈に問題がなければ経半球間裂法が好ましい．このサイズであれば，片側の半球間裂からアプローチ可能と考えられる．

3 血管内治療

ネック長 4 mm 以上のワイドネック瘤，やや左 A2 側に大きく開口しており（図 1d），左 A2 から A1 にかけてステントを留置するステントアシストテクニックで治療を行う選択肢もあるが，血管径が 2 mm 以下となるためステント血栓症が危惧される．ドーム／ネック比は 1.3 であり，フレーミングでしっかりネック部を形成できればシンプルテクニックでも十分な塞栓が得られる可能性がある．

 ## 治療の実際

70 歳という年齢，および冠動脈疾患に対する薬剤溶出性ステント留置術後ですでにクロピドグレルとアスピリンが内服されていたことから，血管内治療を選択した．

使用デバイス
ガイディングカテーテル：FUBUKI 6Fr Dilator Kit（朝日インテック） バルーンカテーテル：Hyperglide 4 mm × 10 mm（Medtronic）：近位部待機 マイクロカテーテル：Excelsior SL-10（Stryker） コイル：Target 360soft 4 mm × 15 mm，4 mm × 8 mm，4 mm × 6 mm， 　　　　ultra 3 mm × 6 mm × 3 mm，2 mm × 4 mm（Stryker）

1 血管内治療

ヘパリン 5,000 単位を静注したのち，FUBUKI 6Fr を頚部左内頚動脈に留置．Excelsior SL-10 を Acom 瘤内に誘導しフレーミングを作成したが（図 2a, b），コイリングの最後で先に留置したコイルのループが左 A2 側に逸脱した．血流障害を来すことはなかったためそのまま瘤内塞栓を

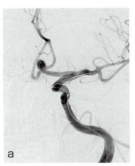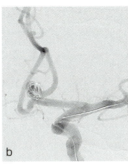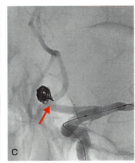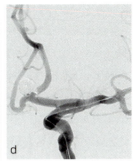

図2 コイル塞栓術中造影画像
a：マイクロカテーテルを瘤内に誘導
b：フレーミング
c：filling 中に一部のループが左 A2 に逸脱（矢印；逸脱したコイル）
d：塞栓終了時

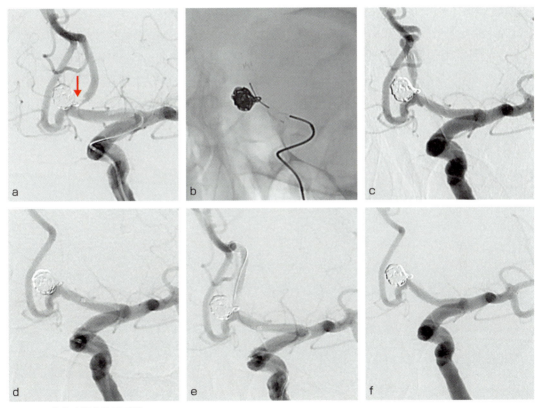

図3 再治療時術中造影画像
左 A2 に逸脱したコイルの下流に血栓（a：矢印）を認めた．ウロキナーゼ動注後も閉塞を来したため，左 A2 から Enterprise VRD を留置（b）し，直後は再開通（c）したものの，すぐに再閉塞した（d）．ワイヤーによる破砕なども追加したが（e），無効であった（f）．

追加，終了後に念のため30分間経過観察していたが左 A2 の開存は保たれていた（**図2c, d**）．麻酔から覚醒時にも特に神経学的異常所見は認めず，抜管して帰室した．

　しかし帰室1時間後に右片麻痺と失語を認め，直ちに再度血管造影を行うと，突出したコイル下流に形成された血栓により，左 A2 の血流は著明に遅延していた．左 A2 に Renegade を誘導し

ウロキナーゼ動注(12万単位)とワイヤーによる血栓破砕を行ったが改善せず，根本原因は逸脱したコイルによる物理的閉塞であると判断し，これを解除するために左A2からA1にかけてEnterprise VRDを留置することとした(図3)．Prowler select plusを左A2に誘導しEnterprise 4.5 mm × 14 mmを留置すると直後に左A2の完全再開通を認めたが，すぐに再閉塞してしまった．ウロキナーゼ動注や血栓破砕を追加したがいずれも効果はなく，最終的にはwire perforationによるextravasationを来したため，これ以上の血管内治療手技でのリカバリーは不可能と判断し，開頭手術への変更に踏み切った．

❷ 開頭ネッククリッピング術によるリカバリー

緊急手術としてそのまま直ちに脳血管造影室から手術室に移動，両側前頭開頭，経半球間裂法にて動脈瘤に到達した．動脈瘤とコイルが突出した左A2，そこから分岐するHeubner動脈は内部の血栓により暗赤色に変色していた(図4)．Acom complexを構成する各枝をテンポラリークリップで遮断したのち瘤壁を切開し，内部に留置したコイルとステントをすべて抜去した．ヘパリン加生理食塩水によるirrigationやforcepsによるmanipulationにより動脈瘤内や各分枝に残存している血栓を除去するよう努力した．Acom瘤に対してネッククリッピング後，テンポラリークリップを外し各分枝のback flowが回復していることを確認し，ICG血管造影にて動脈瘤の消失とHeubnerを含むすべての枝の再開通を確認した．

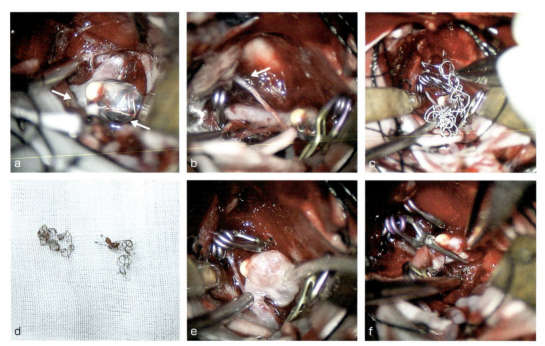

図4　開頭手術によるリカバリー
動脈瘤内部，左A2(a)，左Heubner動脈(b)の内部には血栓(矢印)が透見される．各分枝を遮断したのち瘤壁を切開し，内部のコイルおよびステントを摘出した(c, d)．内部を洗浄して血栓を可及的に除去したのち(e)，動脈瘤に対するネッククリッピングを行った(f)．

3 術後経過

術後のMRIでは左ACA領域に一部脳梗塞巣の出現を認めた．術直後は強い右麻痺，失語，意識障害を認めたが，徐々に改善し，リハビリテーションを経て最終的には完全回復した（mRS 0）（図5）．

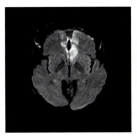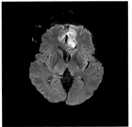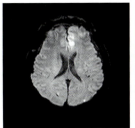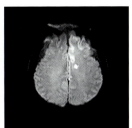

図5　術後のMRI拡散強調画像

本症例のコツ

　動脈瘤コイル塞栓術における血栓症は，ネックから露出しているコイルや留置されたステントにより血小板凝集が惹起され，その下流に遅発性に発生する場合が多い．そのため，ワイドネック動脈瘤やステントアシストテクニックを必要とする場合には術前からの抗血小板療法が必須であり，術前にその効果を評価することが推奨されている．術中もしくは術後にこのような血栓症を来した場合は，通常抗血小板薬の追加投与や経動脈的な抗血栓薬の投与でおさまることが多い．

　しかし，本症例のように母血管側に逸脱したコイルやステントに血栓が形成される場合は，抗血栓療法の強化だけでは太刀打ちできないことが多い．このような場合，コイルやステントの抜去が治療の候補となるが，それによって出血を来すとかえって難しい状況に陥ることに留意する．また，術中に閉塞の原因を短時間で判断できないことも多いため，開通のための努力を続けつつ閉塞の原因を特定しなければならない．コイル塞栓中の血管閉塞の原因とその対応策についてまとめたので参照されたい（表1）．

表1　動脈瘤コイル塞栓術時の血管閉塞の原因とその対応策

1.	Spasm	塩酸ファスジル／塩酸パパベリン動注療法，PTA
2.	Coil massによる物理的閉塞	Coilの回収，ステントによる圧着
3.	血管解離	ステントによる解離部の圧着
4.	血栓症	ヘパリン追加，血栓溶解薬動注，抗血小板薬追加投与，血栓破砕，血管内異物（コイル，ステントの除去）

さらに極める！二刀流の視点から　血小板凝集能の各種測定方法と意義

　各種抗血小板薬には十分な抗血小板効果が発揮されない不応症が存在し，特にわれわれ日本人ではクロピドグレル不応症の原因となる CYP2C19 の poor metabolizer が他人種に比べて多いことから注意が必要である．また，逆に過剰であっても出血性合併症の危険があるため，その"効き具合"を評価して不応症を検出する各種血小板反応性検査が行われている（**表2**）．

表2　主な血小板機能検査である VerifyNow® と光透過法血小板凝集能検査の違い

検査名	測定方法	検体	長所	短所
透過光血小板凝集検査法 1,000 mg for 12分 遠心分離	ADP などの凝集惹起物質による血小板凝集を，光透過率として評価する	多血小板血漿	・目的に応じて凝集惹起物質の種類や濃度を調節できる ・ランニングコストが安い	・遠心分離や分注などの手間が多い ・時間がかかる ・解釈が統一されていない
VerifyNow®	透過光法を応用した専用のカートリッジで凝集能を測定し，ARU(aspirin reaction unita)，PRU(P2Y12 reaction unita)などの独自の単位で表現	全血	・簡便 ・早い ・ARU＞550，PRU＞230などの具体的な不応症と判断する目安がある	・ランニングコストが高い(1件あたり1〜2万円)

　測定が簡便な VerifyNow（Accumetrics，SanDiego，CA）が普及しているが，ランニングコストが非常に高く，日常診療における定期的なモニタリングとしては適していない．一方で古典的な透過光血小板凝集検査法は手順が煩雑ではあるもののランニングコストも低く，また測定の目的に応じてさまざまなアゴニストやさまざまな濃度で測定できるメリットがあるが，それゆえに測定方法や結果の解釈法が統一されていない．しかし，そもそも両者の測定原理は同じであり，両者の結果は非常に高く相関する．透過光法も測定方法を統一すれば VerifyNow と同様に周術期のモニタリングとして十分活用できるため，筆者らは低濃度と高濃度の二濃度の凝集惹起物質を用い，その凝集曲線下面積を比較して効果を判定する二濃度法による9スコア分類を活用している（**図6**）．

　脳動脈瘤コイル塞栓術前における抗血小板薬療法は，周術期合併症予防に有効だったと報告されて以降[2]シンプルテクニックでも投与され[3]，補助テクニックを用いる場合は必須といえる．特にステントを使用する場合は，ステント内血栓症による重篤虚血合併症の危険性があるため術前からの抗血小板療法は2剤併用療法（DAPT）が一般的である．フローダイバーター適正使用指針では術前からの抗血小板療法 DAPT を推奨するともに，フローダイバーター周術期合併症を

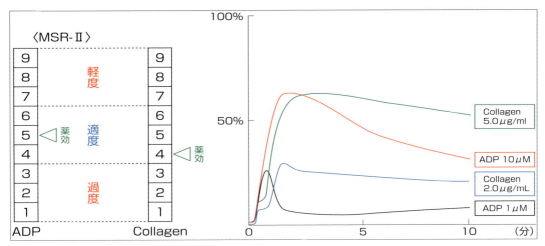

図6 術前の血小板凝集能
a：9スコア法での評価．b：凝集能曲線．
adenosine diphosphate (ADP)：クロピドグレルの薬効を反映，collagen：アスピリンの薬効を反映，いずれも適切な効果発現が得られている．

調べた後ろ向き検討において VerifyNow P2Y12-reaction unit：PRU＜60 が出血性合併症と，PRU＞240 が虚血性合併症と相関したと報告されたことから[4]，血小板機能検査による術前の血小板反応性モニタリングを推奨している．

これらの血小板反応性検査により血管内治療術前に不応症と判断された場合は，3剤併用療法（TAPT）や追加投与などの患者個人の反応性に応じた調節が行われる．TAPT のほうがより血小板反応性を改善し，周術期合併症も少なかったことがメタアナリシスで報告され[5]，現在は，DAPT をベースに，不応症に対しては薬剤の変更または TAPT，というのがコンセンサスが得られた投与方法であろう．

また，周術期においては血栓症を予防することが最も重要であるが，慢性期では非動脈硬化症患者に対し漫然と不要な抗血小板薬を投与し続けないよう，減量・中止にも配慮が必要である．われわれは術後も定期的に血小板凝集能をモニタリングし，動脈硬化リスク因子保有患者や低反応性の場合は長めに，高反応性や出血性疾患合併患者には早めに減量するようにしている（図7）．

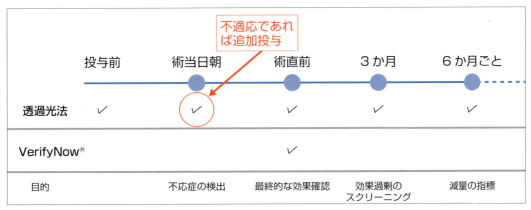

図7 当院における脳血管内治療時の血小板反応性検査プロトコル

文 献

1) The UCAS Japan Investigators. N Eng J Med 2012；366：2474-2482.
2) Yamada NK, et al.：AJNR Am J Neuroradiol 2007；28：1778-1782.
3) Enomoto Y, et al.：Neurol Med Chir (Tokyo) 2014；54：9-16.
4) Delgado Almandoz J.E, et al.：AJNR Am J Neuroradiol 2014；35：128-135.
5) Bangalore S, et al.：Open Heart. 2014；1：e000068.

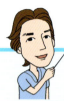

Dr. 吉村のワンポイントアドバイス

「ワンループOK」は本当？

　コイル塞栓をしていて，1ループ瘤外に出てきたときに「ワンループOK！」と言うことがあります．「少しコイルが出るぐらい問題ない」という意味で使われるのだと思います．

　しかし本症例のように重度の血栓症を起こすこともあります．逸脱したコイルが血栓症を来す確率は，①逸脱の程度，②抗血栓療法の有効度，③母血管径，④血流の当たりかた，などで変化します．本症例では，①は軽度で，②は有効域に入っていますが，③はA2なので2mm以下ですし，④は，高度に屈曲した側の血管なので，いったん塞栓動脈瘤（コイル）に当たった血流がヘアピン状に曲がって流出する形です．コイルで塞栓した瘤内の血栓が流れ出る位置であるうえに，逸脱したコイルループで血液の乱流が形成され，血栓が付着，増大したものと考えます．

　ではこういった不利な状況でコイルが逸脱した場合にはどうしたらいいでしょうか？まず逸脱したのが1本目のコイルであれば抜去可能です．一方で2本目以降の場合にはその抜去中に他のコイルが末梢に流れてしまうリスクがありますので，抜去はハイリスクです．このような場合には，次のコイルを瘤外から輪投げのように挿入し，ループを引っ掛けて瘤内に押し込むテクニック（loop trap technique）を試みて，それでも挿入できなければステントで抑え込むことになります．

　脳動脈瘤用のステントがなかった頃はコイルが逸脱してもそのまま見るしかなく，「ワンループOK」という言葉が生まれたのだと思います．しかし，本症例のようにひとたび血栓症を来してしまうとリカバリーは大変なことが多いので，何かが起きる前に処置をしたほうがよいと思います．

　ただ，対象が内頚動脈であれば安全にステントの留置が可能ですが，前大脳動脈や中大脳動脈になるとステント自体でも血栓症が起こり得ます．このため，「総合的判断」をするしかありません．

　末梢血管になるほど血管内治療は血栓との戦いになります．末梢血管病変の場合には1ループの逸脱でも慎重に検討しましょう！

●各論

Case 9 内頚動脈後交通動脈瘤（瘤から Pcom 分岐）

宝塚第一病院，兵庫医科大学脳神経外科　別府幹也

症例

現病歴

60歳代女性．しびれの精査目的に偶発的に左内頚動脈−後交通動脈分岐部に最大径 6 mm の動脈瘤を認めた．今回治療目的に入院となった．

術前検査と評価

1 脳血管造影（図1）

後ろ向き（後方突出型）の後交通動脈瘤で，最大径 6.1 mm，ネック径 5.2 mm，高さ 4.8 mm であった．Pcom は動脈瘤のドームから起始していた（図1c 矢印参照）．

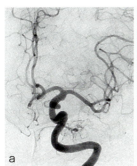 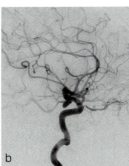 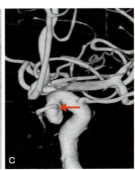 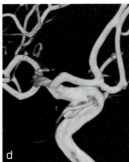

図1　左内頚動脈造影
a：正面，b：側面，c・d：3D-DSA

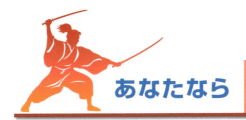

治療選択肢

1 開頭ネッククリッピング術

　後方突出型の動脈瘤であるため，Retrocarotid space を確保することが重要なポイントである．そのためにシルビウス裂を広く開放し，側頭葉を十分に牽引できるようにする．内頚動脈，動脈瘤の向き，頭蓋底との関係で前床突起削除の必要性を考慮するが，今回のケースでは，近位内頚動脈の確保と十分なクリップスペースを得るため前床突起の削除を行う．われわれは原則，硬膜外からアプローチしている．そして動脈瘤周囲の操作に移るが，後交通動脈，前脈絡叢動脈の穿通枝との癒着の有無がクリッピングの難易度を左右する．動脈瘤と穿通枝が癒着している場合には，剥離操作は極めて慎重に行う必要がある．MEP を併用しつつ，動脈瘤を傷つけないよう慎重にクリップする．その後ドップラー血流計と ICG 造影で確認する．

2 コイル塞栓術

　ワイドネックであるため，バルーンやステントなどの併用が必要である．今回のケースでは，Pcom を温存するための工夫が必要である．クローズドセルステントでは Pcom の温存は困難と考えられるためオープンセルステントの使用を考慮する．本症例は無症候性であったが，動脈瘤による神経圧迫症状を認める場合，クリッピング術のほうがコイル塞栓術よりも症状の改善が良好であるとする論文と，症候が出現してから治療までの期間が重要（早ければ早いほうが予後良好）で，治療手技とは無関係であるという報告がある[1]．

 ## 治療の実際

　Pcom が動脈瘤のドームから分岐しているため，クリッピング，血管内治療ともに比較的難易度の高い症例である．本症例は，①動脈瘤の後ろ向き成分が多く（後方突出型），Pcom の起始部が内頚動脈の真裏から出ている可能性が高いこと，②患者が血管内治療を強く希望したことから，ステントアシストテクニックを用いた血管内治療を行う方針とした．

　手術 10 日前からアスピリンとクロピドグレルの内服を開始し，手術 3 日前の光透過法の結果では，クロピドグレル不応性と判断し，プラスグレルに変更した．手術当日の光透過法では，適切な薬効が得られていると判断し，血管内治療を行った．

> **使用デバイス**
>
> シース：7Fr Shuttle Sheath 90 cm(Cook Japan)
> 中間カテーテル：Tactics(Technocrat)
> マイクロカテーテル：XT-17(Stryker)，Headway17(MicroVention/Terumo)
> マイクロガイドワイヤー：CHIKAI 14(朝日インテック)
> ステント：Neuroform Atlas 4.5 mm × 21 mm(Stryker)
> コイル：①Target 360 soft 6 mm × 10 cm，②Target 360 ultra 3 mm × 8 cm，
> 　　　 ③Target 360 nano 3 mm × 4 cm(Stryker)

1 血管内治療

右大腿動脈穿刺を行い，左内頚動脈にウルトラロングシースを留置した．

XT-17を左中大脳動脈に留置し，Headway17(large C型にマニュアルシェイプ)を動脈瘤のほぼ中央に留置した．まずは，ステントを使用せずにコイル塞栓を開始したが，コイルが内頚動脈に逸脱してきたので，Neuroform Atlasを使用し，Pcomを温存するために，ステントの遠位フレア構造を意図的に動脈瘤内で展開し，セミジェイリング法(semi-jailing method)でコイル塞栓術を行った(**図2a，b**)．ステントのフレア構造を支えとして，Pcomを温存する良好な塞栓を行うことができた．最終的には3本のコイルを留置し，手技を終了とした(**図3a，b**)．

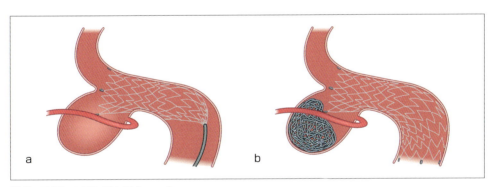

図2　ステントアシストテクニック
a：ステント留置
b：コイル塞栓

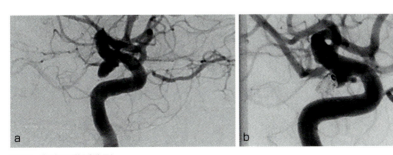

図3　左内頚動脈造影
a：術前，b：術後

2 術後経過

術後,新たな神経症状を認めず,治療3か月のフォローアップMRIで動脈瘤の再発は認めなかった(図4a, b 矢印).抗血小板薬を1剤に減量し,治療後1年で抗血小板薬を中止した.

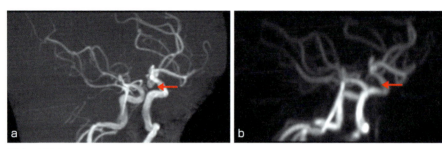

図4 MRA
a:術前,b:術後

本症例のコツ

クリッピング術か血管内治療か?

　この部位の動脈瘤はクリッピング術が容易であることが多い.しかも動脈瘤からPcomが分岐している場合には塞栓が不十分となりやすい.このため,根治性の高いクリッピング術を勧めたいところである.

　しかし本症例では,患者は強く血管内治療を希望した.このためステントアシストテクニックの中でも先端を瘤内で展開するという少し特殊な手技を行った(図2a, b).これはPcomがネックから離れた位置から分岐していたためである.結果,Pcom起始部を温存して十分な塞栓が得られたが,この手技は一般的な使用法ではないことを熟知したうえで行うべきである.この場合,ステントを適切な位置に留置することが重要であり,中間カテーテルを併用するとよい.また,ステントが動脈瘤にherniateしやすいNeuroform Atlasが有効である.さらに,セミジェイルテクニックを併用すれば,マイクロカテーテルの操作性が損なわれない.

さらに極める！二刀流の視点から　Pcom瘤はどこまでコイル塞栓可能か？　また外科で難しいのは何か？

Pcom

1）解剖

Pcomは内頚動脈の後内側から分岐し，後方または背側に走行し，動眼神経の上方で，後大脳動脈と合流するまでの部分で，長さは平均 12 mm 〜 16 mm といわれている[2]．

2）灌流領域

Pcom穿通枝はPcomの太さに関係なく，一定数存在する．灰白隆起，視床，視床下部，内包後脚，乳頭体など重要な組織を灌流する．

3）Pcom sacrifice は可能か？

Pcomを犠牲にした場合の虚血リスクに関する報告がわが国から出ている[3]．破裂，未破裂動脈瘤を合わせた連続94症例（破裂：未破裂 = 55：39）に関して，後方視的に検討している．94例中14例でPcomが動脈瘤のドームから分枝しており，sacrificeされた．全14例で，Allcock testでPcomが逆行性に造影されることを確認している．しかし，この14例中7例で同側の視床腹側に梗塞巣を生じている．脳梗塞を生じた7例では，通常の椎骨動脈造影で動脈瘤の同側のP1以遠が十分に造影されていなかった．同側P1があまり発達していない場合，Pcomの穿通枝を灌流するには不十分であることが考えられる．

つまり，①通常の椎骨動脈造影で同側のP1以遠が十分に造影され，かつ② Allcock testでPcomが逆行性に造影される症例のみ，Pcomをsacrificeできるという結論である．

一方この結果は，「Pcomをsacrificeすると50%で脳梗塞を生じる」，とも解釈できる．このため当施設では，Pcomは基本的にsacrificeしない．このためPcomが動脈瘤のドームから分枝する場合には，①Pcomが太ければPcom自体にステントを留置して温存する，②Pcomが細い場合には開頭手術を選択する，または③ステントをheriateさせて温存するという基本方針で臨んでいる．

4）Pcomの分岐部はどこか？

一般的に，Pcomは動脈瘤の近位ネックから分岐し，血行力学的にはoutflow側であることが重要である．マイクロカテーテルを瘤内に進めるとinflow zoneから入ってoutflow側に向かっていくため，特に塞栓術の前半にコイルがPcomに入りやすい．このため塞栓の前半でPcomを温存するように注意すれば，終盤のネック付近の塞栓時にコイルがPcomに逸脱することは少ない．

5）Pcom瘤はどこまでコイル塞栓可能か？

Pcom瘤で良好なコイル塞栓術が可能か否かは，Pcomを温存できるかどうかにかかっている．このため，今回はPcom温存のためのテクニックについて解説する．

テクニックは大きく3種類ある．

① 　バルーンアシストテクニック

バルーンを herniate させて（Herniation technique），Pcom をバルーンで守りつつフレームを作成する方法である．しかし，血管損傷のリスクがあるため，ステントが使用できる現在では，行う頻度が少なくなってきている．ただし，抗血小板薬の長期投与のリスクが高い患者，金属アレルギーなどの理由でステントが使用できない患者には有効な治療法である．

② ステントアシストテクニック

母血管径よりオーバーサイズのオープンセルステント（open cell stent）や，ブレイデッドステント（braided stent）を瘤内に突出するように留置する方法で Pcom を温存できる．手技的にはオープンセルタイプによる herniation のほうが簡単である．ただし，オープンセルタイプのセルサイズは大きいので，小さいコイルはステントストラットから逸脱しやすいためコイルはやや大きめのものを使用し，逸脱に十分に気をつける．

各種ステントの特徴をまとめた（**表1**）．今回のような遠位端のステントのフレア構造を利用する手技や[4]，waffle-cone technique[5]は，一般的なステントの使用法ではないが，ステントを herniate するテクニックでは温存できないほど Pcom がネックから離れた位置より分岐する場合には有用である．

③ ダブルカテーテルテクニック

2本のカテーテルを用いて，コイルをうまく絡ませながらフレームを作る方法である．マイクロカテーテルの先端の位置や，コイルの巻き方などは症例ごとで異なってくる．一般的には，2本のカテーテルからコイルを挿入し，互いに絡ませながら Pcom を温存する方法がよく用いられ

表1　各種ステント

	Neuroform Atlas			Enterprise VRD 2	LVIS			LVIS Jr	
外観									
Stent タイプ	Laser cut			Laser cut	Braded			Braded	
セルタイプ	open			closed	closed			closed	
拡張径(mm)	3	4	4.5	5	3.5	4.5	5.5	2.5	3.5
サイズ 長さ(mm)	21	21	21 / 30	14 / 20 / 26 / 34	17 / 22	18 / 23 / 32	30 / 33	13 / 17 / 23 / 34	18 / 23 / 28 / 33
母血管径(mm)	2.0≦血管径≦4.5			2.5≦血管径≦5.0	2.5≦血管径≦5.5			2.0≦血管径≦3.5	
デリバリーシステム径(inch)	0.0165			0.021	0.021			0.017	
リシース	×			○	○			○	
不透過性	×			×	○			○	
セルサイズ[*1]	大			中	小			中	
両端フレア構造	○			○	○			○	

*1：基本的にすべてのステントのセルサイズは小さいといわれているので，相対的に評価した．

る一方，2本のマイクロカテーテルの先端をネックに近い位置に留置し，マイクロカテーテルの出し入れによって押し上げる方法，いわゆる "loop & trap テクニック" を使用し，動脈瘤の先端のみを塞栓する方法もある．

6）クリッピングが難しいのは？

クリッピングの利点としては，動脈瘤と分枝を直視化で確認しながら操作ができ，いったんクリップしてもやり直せることである．一方血管の走行などの解剖学的な要素により，難易度が高い症例もある．本症例のようにPcomが動脈瘤のドームから出ている場合は，クリッピングも容易ではない．クリッピングを難しくする要素とその対処法を紹介する（**表2**）．

表2　クリッピングハイリスク因子と対処法

ハイリスク因子	対処法
1．近位内頚動脈確保が難しい	前床突起削除，バルーンカテーテル併用
2．動脈瘤が内頚動脈の裏に存在	Retrocarotid space 確保(anterior temporal approach) 有窓，曲がりのクリップ を使用 内視鏡の併用
3．穿通枝が瘤壁に癒着している	慎重に剥離（MEP，ICG，ドップラー血流計を使用）
4．瘤壁に動脈硬化を認める	multiple clip や部分クリップ
5．前脈絡叢動脈瘤が癒着している	慎重に剥離（意図的な部分クリップ，wrapping，coating）

1：内頚動脈の走行が前頭蓋底に対し，寝ている（lateral swing している）場合．
3，4：術前評価が困難なケースが多い．

▮▮ 文 献

1)　Panagiotopoulos, V., *et al.*：*AJNR Am J Neuroradiol* 2011；32：276-282.
2)　Gibo, H., *et al.*：*J Neurosurg* 1981；55：560-574.
3)　Endo, H., *et al.*：*AJNR Am J Neuroradiol* 2012；33：500-506.
4)　Ohshima T., *et al.*：*JNET* 2014；8：172-178.
5)　Lee, S.M., *et al.*：*Interv Neuroradiol* 2015；21：470-478.

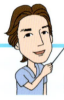
Dr. 吉村のワンポイントアドバイス

動脈瘤からの分枝温存のためのステント選択

　本症例のように動脈瘤のドームから分枝を認める場合にはオープンセルステントである Neuroform Atlas を主に使用しています．その理由は一つ一つのステントストラットが独立して広がるため，母血管よりも大きなサイズを選択すると自然に動脈瘤内に逸脱することで分枝温存に役立つからです．

　ただしこのステントはメッシュの目が粗いため，サイズの小さなコイルを用いるとステント内に逸脱してしまうことがあります．このため，私たちは柔らかいコイルでやや大きめ（2.5 mm 径以上）を主に用いるようにしています．

　動脈瘤からの分枝が太い場合には（Pcom など），分枝にマイクロカテーテルを誘導し，分枝の中から動脈瘤のネックまでステントを展開し，瘤内に挿入した別のカテーテルからコイルを挿入します．この際にも一定サイズ以上のものを用いればステント内に逸脱する確率は減ります．しかし，塞栓後半になると視認しづらくなり，ステント内に突出しているかどうかの判断が難しくなってしまいます．つまり，留置したステントをコイルで閉塞してしまう可能性が残るということです．この観点から別のステント，特に LVIS を用いることがあります．現在，使用しうるネックブリッジステントの中で最も目が細かいため，ステント内にコイルが逸脱することはまずありません．

　一方，動脈瘤のネックが広い場合にはオープンセルステントでなく LVIS をプッシュしつつ留置して瘤内に逸脱させる（herniate させる）方法も行うことが可能です．ただし動脈瘤のネックが狭い場合には逸脱が小さくなるため適していません．

　以上の方法でもうまくいかない，あるいはハイリスクな前方循環の動脈瘤はどうしたらいいでしょうか？

　二刀流脳外科医なら，迷わずクリッピングを選択します．次の Case10 で Suction decompression technique を用いたクリッピング術を紹介しますので，ぜひ参考にしてください．

● 各論

Case 10 大型中大脳動脈瘤

畷生会脳神経外科病院，シミズ病院　山下太郎，シミズ病院　清水史記

症例

現病歴

50歳代男性．起床時からの左半身麻痺を自覚し，救急要請となった．搬入時，左顔面を含む左上下肢の重度麻痺を認めNIHSS10であった．脳MRI拡散強調画像にて右放線冠に急性期梗塞像の出現を認め，MRAでは最大径18 mmの大型未破裂右中大脳動脈瘤を認めた．

術前検査と評価

1 MRI・MRA

右放線冠に急性期脳梗塞を認めた（図1a）．MRAでは病側に右大型中大脳動脈瘤を認めた（図1b）．

2 脳血管造影（図2）

右中大脳動脈瘤（最大径18 mm）を認めた．M2 lower trunkは動脈瘤より分岐している．

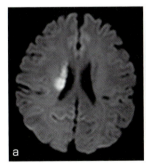
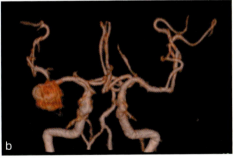
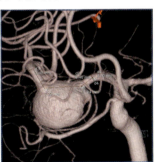

図1　MRI・MRA
a：脳MRI拡散強調画像
b：MRA

図2　脳血管造影

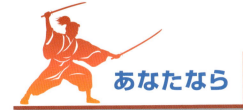

治療選択肢

1 脳血管内手術

　動脈瘤は大型でありワイドネック(ネック径17 mm)，M2 inferior trunk が，動脈瘤のネックからやや離れた位置に起始していた．ワークステーション上で4 mm × 30 mmの virtual stent 留置を想定したところ(図3，4)，M2 upper trunk から M1 近位にかけてステントを留置し，ダブルカテーテルにて塞栓を行い，M1 の barrel view(図4)でステント内にコイルが迷入していないことを確認すれば M2 lower trunk を温存した塞栓は可能と考えられた．

　一方で，長期に抗血小板薬の内服が必要となること，大型瘤であるため術後の再発リスクが高くなることが予想された．

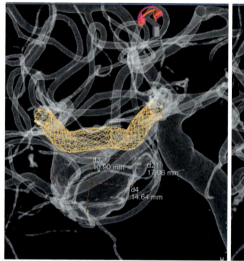
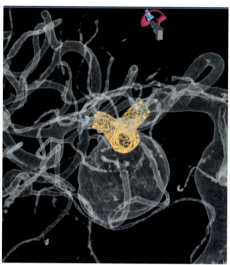

図3　ワーキングアングル　　　　図4　M1 の barrel view

2 開頭ネッククリッピング術

　動脈瘤が大きく，血管の遮断時間が長時間になることが予想されるため，ローフローバイパス(STA−MCA)の準備が必要である．suction decompression が行えるよう，同側頸部切開による内頸動脈確保あるいはバルーンカテーテルを併用したほうが有利となる．動脈瘤と周辺分枝を露出した後，バルーンカテーテルを拡張し，動脈瘤の圧を下げた状態でクリッピングを行うこととなる．

治療の実際

両手術の十分なシミュレーションを行ったが，ステント併用コイル塞栓術では中大脳動脈 M2 lower trunk の温存のためには不完全塞栓になる可能性が高く，再発率が高くなることが推定されたため，年齢を考慮して，クリッピング術を勧めた．

1 開頭ネッククリッピング術

手術直前に血管造影室にて右大腿動脈より 5Fr ロングシースを留置した（図5）．全身麻酔導入後，C アームでの透視下に右頚部内頚動脈までバルーン付きカテーテル（セレコン MP）を誘導した．

術中全身ヘパリン化は行わず，ヘパリン加生理食塩水にて持続灌流を行った．術中バイパスの可能性を考慮し，STA parietal branch を皮弁側に残すため，右耳珠前方から正中に至る疑問符型の皮膚切開を置いた．側頭筋膜浅層と帽状腱膜の間で剥離し，皮弁を翻転させ浅側頭動脈の本幹から parietal branch，frontal branch を皮弁の裏から剥離し末梢部分 1 cm は皮弁につけて皮弁への血流を残しておいた．右前頭側頭開頭を行い，右蝶形骨縁は meningo-orbital band 近傍までをドリリング，前頭蓋底も術野の妨げとならないようにドリリングした．

シルビウス裂を遠位より剥離するとまもなくドームを認め，M2 upper trunk を認めた．動脈瘤周囲を側頭葉から剥離しながら，M2 lower trunk の走行を確認．同側内頚動脈，前大脳動脈（A1）を確保し，M1 および M1 からの穿通枝起始部を確認した．バルーンカテーテルをインフレートし吸引をかけたが，カテーテルがウェッジしているためか血液の逆流を認めなかった．バルーン拡張により動脈瘤壁の圧が下がり tentative clip をかけることは可能であり，杉田チタンクリップ II No.90 をかけた．M2 lower trunk の出口の確認は困難であり，ICG にて M2 の血流を確認し，

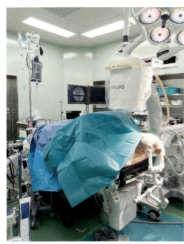

図5　手術前

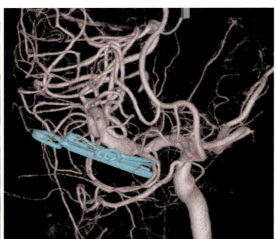

図6　クリッピング術後

M1 を形成しながら杉田チタンクリップ II No.18, No.10 を追加し終了した(**図 6**).

② 術後経過

術後良好に経過し, リハビリテーション後, 17 日目に自宅退院となった.

本症例の コツ

　大型動脈瘤をクリップする際に近位血管を確実に確保するために, 今回はバルーン付きカテーテルを内頚動脈へ誘導した. A1 や動脈瘤の分枝にテンポラリークリップをかけてバルーンを膨らませ血液を吸引すると, 瘤内の圧力を下げることが可能となる.

　当施設では現在, 手術室では C アームを使用している. 本機器は可視範囲が狭く, 手術台やメーヨー台とも干渉しやすい. シース挿入時の大腿部の透視も困難なことがあるので, 大腿動脈アプローチの場合はあらかじめ血管造影室でロングシースを留置しておく必要がある.

　カテーテルを内頚動脈へ誘導するタイミングは, 手術開始直後とする報告と遮断直前とする報告がある. 血栓性合併症を避けるためには直前の誘導が理想であるが, C アームでの治療の場合には手術台の高さや離被棒を動かすなどの操作はあまり好ましくないため, 当施設では手術開始直後に誘導している. ただし, カテーテル内をヘパリン加生理食塩水により灌流していても, 血栓性合併症が生じうることに留意する.

　動脈瘤クリップ時の頚部でのバルーンの拡張を確認するときには C アームが干渉することが多い. このため注入量とバルーンの膨らみを事前にチェックしておくとよい. バルーンの拡張によりカテーテルが先進することもあり, ウェッジやスパズムに注意する.

さらに極める！二刀流の視点から：MCA瘤をどこまで血管内で治療するか？ 逆に外科ハイリスクは何か？

1 どのような症例に血管内治療を行うべきか（表1）

表1　MCA瘤における治療の選択

血管内治療に向いている症例	クリッピング術に向いている症例
・血腫のない破裂例でナローネック ・ワーキングアングルがとりやすい症例 ・ステントで分枝が確保できる症例	・大型の血腫を有する破裂例 ・ワイドネック，大型瘤 ・ドームからの分枝など，複雑な形状

1）クリッピング術の利点

他部位に発生する動脈瘤よりも，開頭術が容易であり，複雑な分岐や形状に対しても，顕微鏡下に血流を確認しながらクリップのかけ直しができることが利点である．破裂例の場合，血腫除去も行うことができ，抗凝固薬を使用しないため術後の血腫増大のリスクも低い．よって中大脳動脈瘤に対しては，破裂の有無を問わず血管内治療よりも開頭術が施行されることが多い．

2）血管内治療の利点

動脈瘤と周囲の分枝との癒着が認められる症例や，short M1 例などクリッピングによる穿通枝障害の高リスク例，動脈瘤壁の高度動脈硬化などはクリッピング術のハイリスクであるため血管内治療のほうが有利となる．また開頭術では脳実質損傷や静脈灌流障害，術後感染などのリスクが存在するが，血管内治療ではこれらを回避できる．また，脳血管攣縮期の症例や，他臓器疾患により抗血栓薬が休薬できない症例，あるいは全身麻酔のリスクが高く局所麻酔での治療をせざるを得ない症例も血管内治療が有利である．

ただし，中大脳動脈瘤に対するコイル塞栓術では，周囲分枝血管の関係から良好なワーキングアングルが得られにくい症例があることに注意しなければならない．また，動脈瘤が遠位にあり中大脳動脈自体の径も細いことが多く，ステント併用での血栓性合併症のリスクが高い（2％〜20％）と報告されている[1,2]．近年，コイル塞栓術支援用のステントが登場し，さらに高精細なフラットパネル血管造影装置の恩恵もあり，ステント併用治療が増加している．しかし，抗血栓薬の長期服用による出血リスクや，再発による再治療もまれではない（4.7％〜10％程度）[1,3]．以上から，患者背景や術者の力量，緊急性，再発リスクなどを総合的に考慮する必要がある．

2 MCA瘤塞栓後，コイル周囲に血栓症を来した一例

右中大脳動脈瘤塞栓後の血栓性合併症の症例（図7a）．ネックが広く母血管側にワンループ出た状態で終了（図7b）した．治療終了1時間半後に意識障害と構音障害が出現し，MRIにて右前頭葉に早期虚血性変化を認め（図7c），右 M2 upper trunk の信号が消失していた（図7d）．

緊急でウロキナーゼ動注（24万単位）と PTA（SHOURYU 3 mm × 4 mm）を繰り返し行ったとこ

ろ，母血管側へ出ていたループは瘤内に収まり再開通を得た（**図7e**）．翌日のMRIではわずかな脳梗塞を認めるのみであり（**図7f**），神経症状なく退院した．

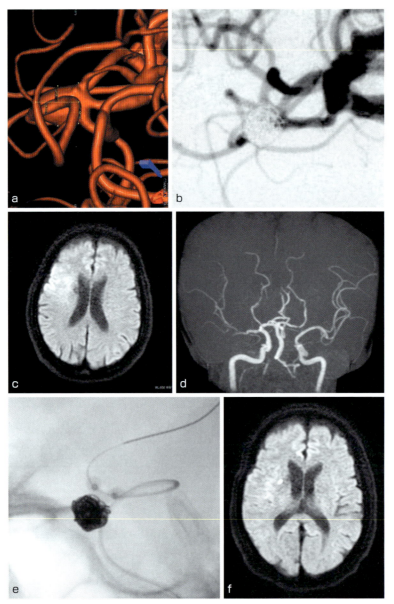

図7　右MCA瘤塞栓後の血栓性合併症症例
a：治療時DSA，b：終了時DSA，c, d：症状出現時拡散強調画像，MRA，
e：PTA，f：術翌日の拡散強調画像

③ 破裂急性期にコイル塞栓術を行い,半年後に根治的クリッピング術を施行した症例

　Hunt and Kosnik Grade2 の破裂右中大脳動脈瘤(9.0 mm × 5.0 mm × 3.5 mm(ネック))に対し緊急にてコイル塞栓術を施行した(図 8a, b).半年後の DSA にて動脈瘤の再発を認め(図 8c),開頭ネッククリッピング術を行った(図 8d).2 回目の手術は 2 週間〜3 か月後に行われたとする報告が多い[4,5].コイル塞栓術後のクリッピングはブレードが閉じるスペースの有無を術前の DSA で評価しておく必要がある.

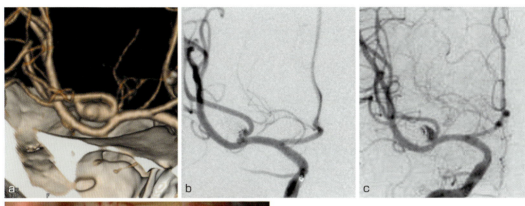

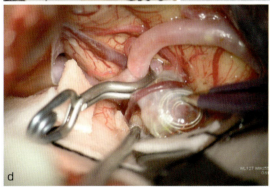

図 8　破裂右中大脳動脈瘤へのコイル塞栓術施行症例
(清仁会シミズ病院の症例)

文 献

1) Vendrell JF, *et al.*：*AJNR Am J Neuroradiol* 2011；32：259-263.
2) Nii K, *et al.*：*Neurol Med Chir (Tokyo)* 2018 Aug 30.
3) Johnson AK, *et al.*：*J Neurosurg* 2013；118：950-955.
4) Brisman JL, *et al.*：*J Neurosurg* 2004；101：154-158.
5) Nishimura M, *et al.*：*No shinkei Geka* 2009；37：757-763.

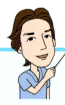

Dr. 吉村のワンポイントアドバイス

Suction decompression technique

　ここでは大型中大脳動脈瘤に対して Suction decompression technique を用いたクリッピング術が紹介されました．この方法は大型脳動脈瘤，または内頸動脈瘤のうち低位のものや母血管に石灰化を有する場合などに有用です．少し詳しく解説したいと思います．

　この方法は，比較的古くから行われており，頸部を切開して頸動脈分岐部を露出し，総頸動脈と外頸動脈をブルドック鉗子やクリップで遮断後，外頸動脈を穿刺して吸引するのが原法です．この方法であれば術中血管撮影なしで施行可能ですが，頸部に一定の大きさの創が残りますし，もっと問題なのは吸引を行っても内頸動脈が先に虚脱してしまい，動脈瘤が縮小しないことがあることです．そうなると手術の安全性に問題が生じてしまいます．

　近位血管の遮断にバルーンカテーテルを用いれば，頸動脈を露出することなく施行可能です．ただし，その場合はカテーテル誘導のためにレントゲン透視が必要です．カーボンの頭部固定機（カーボンメイフィールドなど）があればポータブルの DSA 装置で行うことも可能ですが，手術台によっては胸腹部の透視がうまくできないものもあり，その場合には Case 10 と同様に麻酔導入後すぐにバルーンカテーテルを誘導するしかありません．ただし，本文中にも述べたように長時間の留置による血栓性脳梗塞のリスクがあり，実際に私たちもこのような方法での苦い経験があります．

　当施設にはハイブリッド手術室があるため，動脈瘤周辺の剥離が終わり，遮断直前にバルーンカテーテルを誘導するようにしています．また，バルーンカテーテルを頭蓋底付近まで誘導すれば，動脈瘤が縮小しないことはまずありません．クリップ直後に 3D-DSA を含めた血管撮影を行うことでクリッピングの状態やバイパスの流れを確認することもできます．

　大型動脈瘤は治療リスクの高い疾患です．ハイブリッド手術室などできるだけ整った条件のもとで治療することをお勧めします．

●各論

Case 11 コイル塞栓術後の再発前交通動脈瘤

関西労災病院脳神経外科　豊田真吾

症例

現病歴

50歳代男性．SAH（Hunt and Hess Grade2）にて当院に救急搬送された．

脳血管造影で，前交通動脈に直径約7 mmの破裂脳動脈瘤を認めた．

同日バルーンアシストテクニックを用いて，脳動脈瘤コイル塞栓術を施行し，ほぼ完全塞栓を得た（図1）．術後の経過は順調でありmRS 0で自宅退院となった．

その後，初回治療より11か月後の脳血管造影にてコイルコンパクションおよびネック部の増大による再発を認めた．

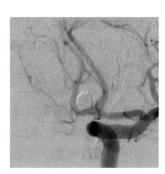

図1　ほぼ完全塞栓されている

術前検査と評価

残存ネックの高さは2.4 mm，残存ネックの幅／高さは1.9であった（図2）．

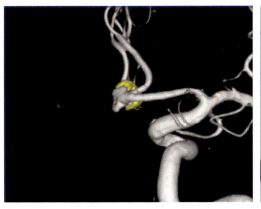
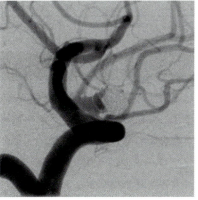

図2　コイル塞栓術後再発

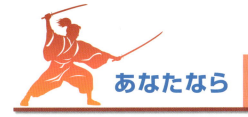

治療選択肢

1 経過観察
利点：major recanalization の状態ではなく，このまま再発機序が停止する可能性もある．
欠点：破裂例の比較的早期の再発であり，再破裂の可能性が否定できない．

2 コイル塞栓術
利点：一般的に，コイル塞栓術後再発瘤に対しては，コイル塞栓術による再治療の成績が優れている．
欠点：本症例では，コイルのみの再塞栓術では高い根治性が得られにくい．ステント支援下コイル塞栓術が望ましいが，前交通動脈へのステント留置のリスクも少なくない．

3 開頭ネッククリッピング術（Pterionalアプローチ）
利点：脳神経外科医にとって親しみ深いアプローチである．
欠点：可動性を失ったコイル塞栓術後再発瘤では，ネック全周の観察が困難であり，穿通枝の確認に難渋することがある．

4 開頭ネッククリッピング術（大脳半球間裂アプローチ）
利点：可動性のないコイル塞栓術後再発瘤であっても，ネック全周の観察が可能で，穿通枝をクリッピング前に確認できる．また血行再建術（A3-A3 バイパス）も可能である．
欠点：前頭洞開放，嗅神経障害の問題がある．大脳半球間裂剥離が困難である．

治療の実際

患者は比較的若年であり，早期の再発であったこと，また再塞栓術の根治性が低いと判断して，追加治療として開頭クリッピング術を選択した．コイル温存クリッピング術においては，コイル塊により動脈瘤の可動性が失われ，ネックの観察の妨げになることが多いことも考慮し，大脳半球間裂アプローチのほうが Pterional アプローチよりも多方向からネックを観察することが可能と考え，大脳半球間裂アプローチを選択した．

1 大脳半球間裂アプローチによる開頭クリッピング術

全身麻酔下，体位は仰臥位とした．Bicoronal skin incision を施し，十分に低位まで両側前頭開頭を行った（前頭洞開放）．両側硬膜切開を行い，大脳鎌を低位で切断し，嗅神経を篩板の部位でフィブリン糊とゼルフォームを用いて補強した．その後，大脳間裂を顕微鏡下で剥離し，両側A3 を確保した．両側 A2 を剥離後，コイル塞栓された動脈瘤を露出し（図3），両側 A1 も確保した．動脈瘤と前大脳動脈 A2 部との強い癒着を剥離し，動脈瘤に可動性を持たせた（図4）．再発ネッ

ク部位にクリップを挿入するスペースがあると判断し，前交通動脈および周囲の穿通枝を確認したうえで，留置コイルを温存してネッククリッピングを完遂した（**図5**，**図6**）．術中ICGビデオ脳血管造影により，前交通動脈および周囲の穿通枝の良好な血流を確認した．

② 術後経過

術後経過は順調であり，術後8日目にmRS 0の状態で自宅退院となった．術後3D-DSAにて良好なクリッピングを確認（**図7**）．術後3年間のフォローアップでも，脳動脈瘤の再発を認めていない．

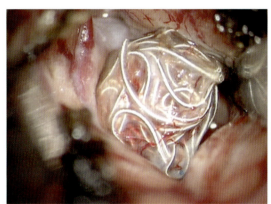

図3　動脈瘤を露出　　　　　　　　　　　図4　癒着を剥離

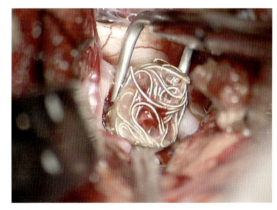
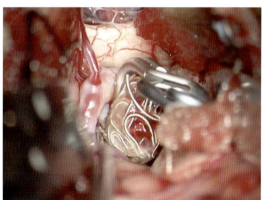

図5　クリップのアプライ　　　　　　　　図6　ネッククリッピング完了

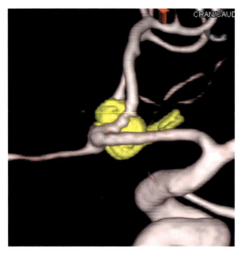

図7 術後 3D-DSA 画像

本症例の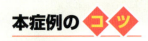

　本症例では，患者が比較的若年であり，早期の再発であったことに加えて，前交通動脈へのステント誘導の不確定要素が多く，シンプルテクニックのみによる再塞栓術だけでは高い根治性が得られないと判断した．

　術前評価における残存ネックの高さが 2.4 mm，残存ネックの幅／高さが 1.9 であり，親動脈と留置コイルの間にクリップ可能なスペースがあると考え，追加治療として直達手術を選択した．

　コイル温存クリッピング術においては，コイル塊により動脈瘤の可動性が失われ，ネックの観察の妨げになることが多いが，半球間裂アプローチ（interhemispheric approach：IHA）は多方向からネックを観察することが可能であり，穿通枝をすべて確認したうえで，有効なクリッピングを行うことができた．

さらに極める！二刀流の視点から　再発瘤クリッピング・コイリング時の注意点

① 再発瘤に対するクリッピング術の適応

　近年，コイル塞栓術が増加するにつれて，術後に再発例も増加している．筆者は，コイル塞栓術後6か月ごとにMRAまたは脳血管撮影にてフォローアップを行い，以下のいずれかの条件に該当する症例に対して，患者背景を考慮して，再治療を検討している．
　①残存部・再発部のサイズが急速に増大．
　②残存部・再発部のサイズが初発動脈瘤に対して30％以上．
　③残存部・再発部にブレブを有している．

　再治療の適応については現時点では定まったものがないため，その基準は施設間や術者によってかなり異なるが，一定の適応基準に該当する症例に対しては，妥協・躊躇なく再治療を検討することが望ましい[1]．

　コイル塞栓術後再発瘤に対して追加治療が必要な場合，血管内治療が第一選択であることは論を待たない．しかしながら，血管内治療が困難な場合は，直達手術が重要な選択肢の一つとなる．筆者は，図8のような基準で再治療の選択を行っている．コイル塞栓術後に直達手術が選択される場合，留置コイルを摘出するか否かが，治療のポイントとなる．留置コイル摘出は親動脈の一時遮断やバイパス術を必要としたり，親動脈の内膜損傷を来したりする可能性があるため，技術的に可能であればコイルを温存したクリッピング術が望ましい．直達手術に際してコイル摘出が必要であるか否かを予測することは，術前計画において非常に重要である．安全なコイル温存ネッククリッピング術を行うためには，ネック部に十分なスペースが存在する必要があり，残存ネックの高さと，その幅の比がポイントとなる（図9）．筆者の経験に基づけば，コイル温存ネッ

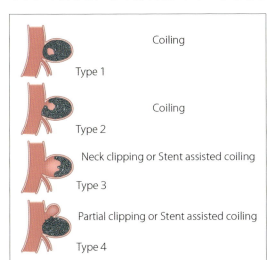

図8　再治療の選択（ステント時代）

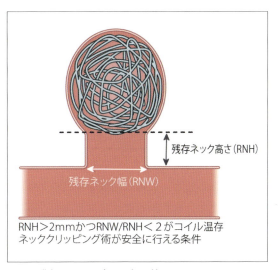

RNH＞2mmかつRNW/RNH＜2がコイル温存ネッククリッピング術が安全に行える条件

図9　残存ネックの高さと幅の比

ククリッピング術が安全に行える条件は，残存ネックの高さが 2 mm 以上，かつ残存ネックの幅／高さの比が 2 以下と考えている．しかしながらこれは，ネック部でクリップを閉鎖させるための条件にすぎず，実際には脳動脈瘤の部位，大きさ，壁の硬さ，穿通枝との関係などによってクリッピング術の難易度は大きく左右される[1,2]．

2 再発瘤に対するクリッピング術の実際

コイル塞栓術後再発瘤に対する顕微鏡下手術の難易度は，すでにさまざまな術者によって報告されている．動脈瘤周囲の剥離に際しては，分厚いくも膜や血腫の瘢痕が到達を困難にするだけでなく，瘤内からくも膜下腔や脳実質に逸脱したコイルが周囲組織と癒着している所見もしばしば認められる．また，親動脈を遮断したとしても，コイルで塞栓された動脈瘤の体積を大幅に縮小できず，動脈瘤の可動性を得ることが困難であるため，瘤周囲の視認性は不良となり剥離に難渋する．とくに初回治療時破裂例において上述の問題点を認めることが多いため，術前から十分な留意が必要である[3]．

コイル温存ネッククリッピング術に際しては，動脈瘤クリップのアプライによりネックが長軸方向に牽引されるため，ネック損傷に備えて親動脈にテンポラリークリップを施す準備をすべきである．また，コイル摘出を余儀なくされた場合には親動脈の一時遮断が必要となるため，浅側頭動脈などのドナー動脈を確保すべきであろう．クリップをアプライする際には，血栓性イベントを予防するためにクリップを何回もかけたり外したりすることは望ましくない．なぜなら，コイル塞栓術再発瘤はすべからく「血栓化動脈瘤」と考えられるからである[1]．

3 大脳半球間裂アプローチの有用性

前交通動脈瘤に対する Pterional approach（PA）と IHA の適応については，すでに長く議論されてきた．PA は内頚動脈瘤や中大脳動脈瘤などの他の動脈瘤手術にも汎用される親しみ深いアプローチであるが，大型，高位あるいは，後方，上方に突出した前交通動脈瘤では全体像を捉えることが難しく，特に動脈瘤後方を走行する hypothalamic artery の確認に難渋することがある．

それに比べて，IHA はさまざまな特長を有する．その最大の長所として，大脳間裂剥離を完遂すると，前交通動脈周囲の構造がすべて視認できる広い術野を得られることがあげられる．これにより，Heubner 反回動脈や hypothalamic artery なども含め，細かな穿通枝すべてをクリッピング前に観察し温存することが可能である．また，大型，高位あるいは，後方，上方に突出した病変を含む，あらゆる前交通動脈瘤に対応できる汎用性も重要なメリットの一つである．加えて血行再建術（A3-A3 バイパス）を行うことで親動脈のトラッピングが可能であることも，安全な手技を遂行するうえで重要である[4,5]．

しかしながら，PA と比べて IHA にはさまざまな課題がある．一つは嗅神経障害の発生率が高いことである．とくに両側硬膜切開後に，大脳鎌を切断するアプローチを試みた場合，嗅神経に張力が発生し，篩板から剥がれてしまい，術後の嗅覚障害が生じる可能性がある．谷川らはこれを避けるために，フィブリン糊とゼルフォームを篩板に塗布して補強する方法を報告しており，われわれもその方法に準じて手術を行っている．また，前頭洞開放による感染リスクも重要な問題である．前頭洞開放に対する処置については様々な方法が報告されているが，前頭洞粘膜を縫

合したり，死腔を腹部脂肪で充填したり，前頭洞を有茎骨膜で覆うなどの処置が行われることが多い[4]．また，IHA による大脳間裂はその間隙が小さいため，PA によるシルビウス裂剥離と比較して剥離の難易度が高い．とくに帯状回で大脳間裂が強く癒着していることが多く，同部位の剥離操作には繊細さを要する．伊藤らは，ステップごとに頭部を下降・挙上して効率よく剥離を行う手術手順を提唱している[5]．

　コイル塞栓術後の前交通動脈瘤に対して，直達手術で再治療を行う場合には，通常の手術に加えて，さまざまな点に留意する必要がある．まず，コイルの充填された動脈瘤は可動性が低く，一方向からの視野だけではネック周囲の情報を把握することができないため，多方向から前交通動脈瘤周囲の構造物を観察する必要がある．この際，前交通動脈の後方を走行する hypothalamic artery を確認することが特に重要である．また，コイル塊によりクリップで閉鎖すべき部位が制限されているため，適切な位置にクリッピングを行うためには，ワーキングアングルの自由度が高いことが求められる．加えて，コイル塞栓術後動脈瘤に対するクリッピングは，ネック損傷，親動脈の狭窄・閉塞などの不確定なリスクを有しているため，血行再建術（A3-A3 バイパス）の可否は不可逆的合併症を避けるうえで重要である．これらを勘案すると，コイル塞栓術後前交通動脈瘤に対して直達手術を行う場合には，PA よりも，上記したメリットを有する IHA の恩恵が大きくなると考えられる．

　近年のめざましい脳血管内治療用デバイスの発達に伴い，以前ならコイル塞栓術後に高い確率で再発が予想された大型，ワイドネック動脈瘤の再発率が大きく低下している．とはいえ，コイル塞栓術後の再発率は，依然としてクリッピング術のそれを大きく上回っているのが現実である．つまり，脳動脈瘤コイル塞栓術全体の良好な治療成績を担保するのは，初回治療の安全性に加えて，再発時の対策であることをわれわれは心に留めておくべきである．

　再治療においては追加コイル塞栓術に加えて，脳動脈瘤用ステントやフローダイバーターの使用が適していることがすでに報告されており，それらのデバイスが再治療における血管内治療の適応をさらに拡大するであろうことは容易に予想される．しかしながら，昨今の術中神経内視鏡，ICG ビデオ脳血管造影，電気生理学的モニタリングの進歩により，顕微鏡下手術も大きく発展している．脳動脈瘤コイル塞栓術に携わる者は，再発瘤に対する治療においても上述した顕微鏡下手術の恩恵を享受できることを念頭においたうえで，適切な再治療法選択を行う必要がある．

　以上のように IHA はあらゆる前交通動脈瘤に対して汎用性の高いアプローチであり，二刀流術者はぜひ習得することが望ましい．

文 献

1）　Toyota S, *et al.*：*Neurol Med Chir*（*Tokyo*）2015; 55：838-847.
2）　豊田真吾：脳神経外科速報 2014; 24：271-278.
3）　豊田真吾，他：脳卒中の外科 2016; 44；431-438.
4）　谷川緑野，他：脳卒中の外科 2002; 30; 208-212.
5）　Ito Z：*Acta Neurochir*（*Wien*）. 1982; 63：85-99.

Case 11　コイル塞栓術後の再発前交通動脈瘤　● 113

● 各論

主幹動脈急性閉塞例

兵庫医科大学脳神経外科　内田和孝

症例

現病歴
50歳代男性．突然の右麻痺と失語症にて発症し，当院に救急搬送された．

術前検査と評価
MRAにて右中大脳動脈の閉塞，MRI拡散強調画像にて右中大脳動脈領域に散在性の新規脳梗塞を認めた（図1）．

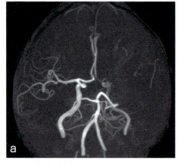
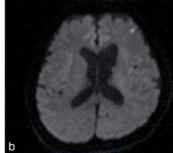
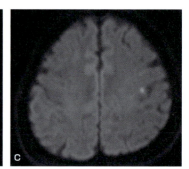

図1　搬入時MRA，MRI
a：MRA，b・c：MRI拡散強調画像

rt-PA動注療法の禁忌に抵触しなかったため，rt-PAを投与し，いったん再開通を得た．再開通直後から右麻痺と失語は改善したが，脳血管造影では，左中大脳動脈M1部に狭窄病変が残存した（図2）．入院とし，ICUで引き続き内科的治療を行った．

再閉塞
数時間後に再度右麻痺，失語が出現したため，脳血管造影を行ったところ，M1部の再閉塞を認めた（図3）．また，perfusion CTでは，平均通過時間（Mean Transit Time：MTT）が左側で著明に延長していた（右：3.8秒，左9.47秒）（図4）．

114

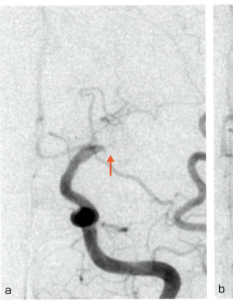
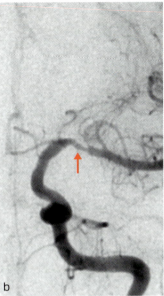

図2　脳血管造影
a：rt-PA 静注前，b：rt-PA 静注後

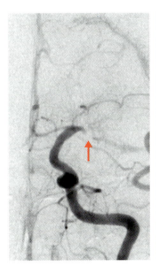
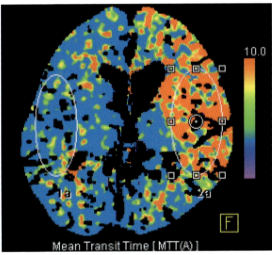

図3　脳血管造影
症状再発時

図4　Perfusion CT における Mean Transit Time（MTT）

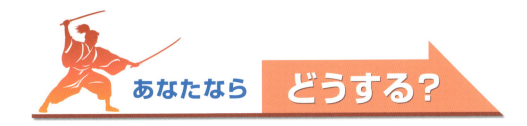

治療選択肢

1 内科的治療

　本症例は再閉塞によって症候を呈しているため，なんらかの再灌流療法が必要と考えられる．すでに rt-PA 静注療法を受けた後の再閉塞であり，再治療を行っても同様の結果が予想されるため，カテーテル治療または外科治療を行わざるを得ない．

2 血管内治療で再開通，経皮的バルーン拡張術

　本症例では動脈硬化性狭窄を基礎とした閉塞である．したがってステントリトリーバーや大口径の吸引デバイスを用いた血栓回収療法はリスクが高い．また，本症例では狭窄の近傍から穿通枝が分岐している．このような症例にバルーン拡張術やステント留置術を行うと，プラークシフトによって穿通枝を閉塞させ，重度麻痺を来す可能性がある．

3 緊急バイパス術

　抗血小板薬，抗凝固薬が使用されていることが多く，緊急バイパス時は，術中の出血量が多くなること，術後出血が懸念されるため，慎重な止血が必要である．またこのような状況でのバイパス術は，カテーテルによる再開通療法と同様，できるだけ迅速に開始し，確実にバイパスの開存を得ることが重要である．

 ## 治療の実際

　本症例では，左中大脳動脈領域の広範な MTT の延長を認め，拡散強調画像と perfusion CT のミスマッチを認め，血流低下による虚血症状と考えられた．また，上述のように動脈硬化性狭窄を基礎としており，外側線条体動脈が狭窄のすぐ遠位から分岐していた．以上のような背景から血管内治療は行わず，緊急バイパス術を行った．

　左浅側頭動脈-中大脳動脈バイパス術を行い，ICG にてバイパスの開存を確認した（図 5）．

　翌日の CT アンギオグラフィーと perfusion CT では，バイパス血管の開存と MTT の著明な改善を認めた（右 3.75 秒，左 3.58 秒）（図 6）．

　術後，右片麻痺は完全に回復し，FLAIR 画像でも脳梗塞の拡大を認めなかった（図 7）．軽度語想起低下を認めるのみで自宅退院し（mRS 1），術後 6 か月目から復職した．

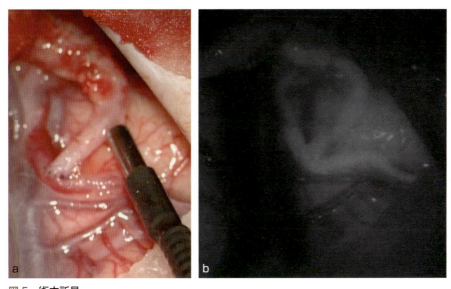

図5　術中所見
a：ドップラーにてバイパスの血流を確認した．b：ICGでもバイパスの開存が確認された．

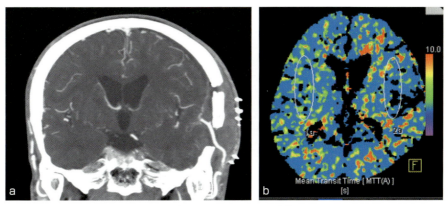

図6　術後CTアンギオグラフィー（a）とperfusion CT（b）
バイパスの開存とMTTの改善を認めた．

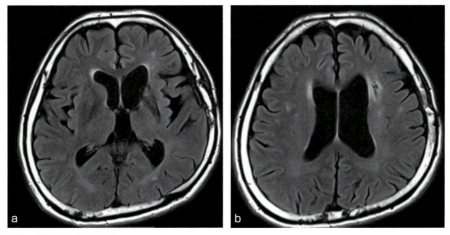

図7　術後FLAIR画像
深部白質に虚血性変化を認めたが，広範囲梗塞は免れた．

Case 12　主幹動脈急性閉塞例

本症例の

非再開通例，血管内治療非適応例に対する緊急バイパスは有効か？

　メタ解析[1])では，急性期主幹動脈閉塞症に対する血管内治療において有効再開通（TICI2b-3）を得た症例は全体の71％であったと報告されている．言い換えれば，非再開通例（TICI0-2a）が29％存在することになる．一方，血管内治療後の緊急バイパスに関しては少数例の報告しかなく，効果も不明である．そこで，当施設での経験を紹介する．2013年9月から2018年6月の間に施行した急性再開通療法327例中，有効再開通（TICI2b-3）は288例（88.1％）であり，以前のRCTよりも高い再開通率であった．一方，同期間中に行った緊急バイパスは24例であり，うち22例は血管内治療の非適応例で，発症24時間以降の症状進行例が19例，解離性病変が2例，穿通枝の存在（本項で紹介）が1例であった．このように，血管内治療が適応できない症例に積極的にバイパスを適応していたが，血管内治療非再開通例にバイパスを行ったのは，わずか2例であった（**表1**）．バイパス術を行った症例の転帰は**表1**に示すとおりで，mRS 0-2は，全体で24例中12例（50％）であった．バイパス術では主に脳表の血流を改善するため穿通枝領域の梗塞を来したり，時間的に遅れることが後遺症の原因と考えられた．

　一方，血管内治療においては，適応時間も延長され，今後さらにデバイスが改良されることによって非適応例・非再開通例は減少していくものと考えられるが，発症から長時間が経過してから症状が進行する症例や解離病変などはバイパスの対象として残る可能性がある．

表1　バイパス施行症例

	原因	症例数	転帰良好(mRS 0-2)
非再開通例	血管内治療不成功	2	1(50%)
非適応例	解離病変，穿通枝の分岐	3	2(67%)
	24時間以降の症状悪化	19	9(47%)
計		24	12(50%)

さらに極める！二刀流の視点から　血栓回収療法のエビデンスのまとめ，急性期バイパスの文献的考察

　ステントリトリーバーによる血栓回収療法の有効性を示す RCT が 2014 年から 2015 年にかけて報告され，American Heart Association（AHA）/American Stroke Association（ASA）のガイドラインにおいても一定の条件を満たす症例に対して，発症後 6 時間以内に治療が開始可能であればステントリトリーバーを用いた血管内治療を行うべきであると記載された（**表2**）．

表2　AHA/ASA ガイドライン

1. 血管内治療適応例も，rt-PA 静注療法の適応があれば施行すべき（*Class I ; Level of Evidence A*）

2. 以下の基準をすべて満たす場合，ステントレトリーバーを用いた血管内治療を施行すべき（*Class I ; Level of Evidence A*）
   a. 発症前 ADL が自立（mRS0-1）
   b. 発症から 4.5 時間以内に rt-PA 静注療法を施行
   c. 内頚動脈（ICA）or 中大脳動脈近位部（M1）閉塞
   d. 年齢 ≧ 18 歳
   e. NIHSS ≧ 6（中等度以上の神経症状）
   f. ASPECTS ≧ 6（広範囲病変を除く）
   g. 6 時間以内に治療開始可能

　その後，2018 年には最終健常時刻より 6 時間以上経過した症例に対する RCT が行われ（DAWN[2] では 6〜24 時間，DESUSE3[3] では 6〜16 時間），血栓回収療法の有効性が確認された．ただし，これらの試験においては自動解析ソフトウェア（RAPID）を用いた患者選択が行われていた．最新の AHA/ASA ガイドラインでも，「最終健常確認時刻から 6〜16 時間以内の急性期脳主幹動脈閉塞患者で，DAWN または DEFUSE3 の登録基準に合致する患者においては血栓回収が勧められる」と記載されている．わが国においては RAPID は普及していないため，『経皮経管的脳血栓回収機器適正使用指針第 3 版』において「最終健常確認時刻から 6 時間を超えた ICA または MCA M1 部の急性閉塞が原因と考えられる脳梗塞では，発症前の mRS スコアが 0 または 1 で，NIHSS が 10 以上，かつ MRI 拡散強調画像で ASPECTS が 7 点以上である症例に対して最終健常確認時刻から 16 時間以内に本療法を開始することが強く勧められる（グレード A）」と記載されている．

　一方で，急性期バイパスの有効性に関しては，質の高いエビデンスはない．しかし，臨床の現場ではこういった状況で判断を迫られることもある．このため，Jan-Karl Burkhardt ら[5]のアルゴリズム（改変）を示すので，参考にしていただきたい．

Case 12　主幹動脈急性閉塞例 ● 119

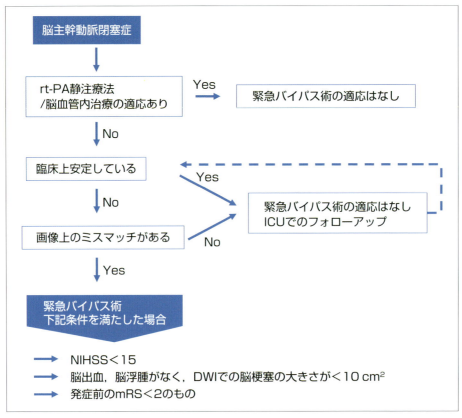

図8 緊急バイパス術のアルゴリズム[4]

　脳神経外科の基本手技であるバイパス術は血管内治療が発達した現在においても患者の救済に必要なことがあり，二刀流医師としてマスターすべきと考えられる．

文献

1) Saver JL, et al.：JAMA. 2016; 316：1279-1288.
2) Nogueira RG, et al.：N Engl J Med 2018; 378：11-21.
3) Albers GW, et al.：N Engl J Med 2018; 378：708-718.
4) Jan-Karl Burkhardt, et al.：WORLD NEUROSURGERY 2018; 109：476-485.

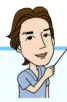

Dr. 吉村のワンポイントアドバイス

急性期バイパス術

　私自身がはじめてこの治療を行った患者さんは友人の父親でした．内頚動脈による軽度の失語で入院したものの，翌日以降，徐々に失語と片麻痺が悪化し，友人から「日に日に悪くなるから何とかして欲しい」と依頼されたのです．perfusion CT で脳血流低下は高度でしたのでバイパス術しか方法はないと考えました．しかし，発症からすでに72時間以上経過していましたし，ある程度の脳梗塞が形成されていたため，かえって出血性梗塞を来すのではないかという不安がありました．しかし患者さんの症状はさらに悪化したため，友人に背中を押されてバイパスを行うと，手術室から出る際にすでにレスポンスが改善しており，翌日以降，劇的な片麻痺の改善を認めました．最終的には失語もかなり改善して，胸をなでおろしたことを記憶しています．

　さて，このように本治療が奏功する症例があるものの，その治療適応決定は比較的厳格にしており，①症状が進行性，②脳梗塞が広範囲でない，③ perfusion CT などで脳血流低下が高度である，④発症後24時間以上，という4項目をすべて満たす場合に限定しています．それは対象患者が rt-PA 静注療法後や抗血栓療法中であることが多いため出血合併症が起こりうることと，血栓回収療法と違いエビデンスがまったくないことが理由です．

　手術法については，重症度や脳梗塞・血流低下の範囲，左右などによって吻合の本数や開頭の場所やサイズを選択しています．迅速な血流改善が重要であるものの，術後に硬膜下血腫などを合併するとそれによって悪化しかねませんので，当施設では線状切開による小開頭で行うことが多くなっています．この方法は創が小さいため，抗血栓療法中でも止血が容易で後出血が少なく，1本目の吻合まで1～2時間あれば十分です．また工夫すれば2本吻合することも可能です．その手法については論文化していますのでぜひ参考にしてください[1]．

文 献

1) Yoshimura S, *et al*.: *Neurol Med Chir (Tokyo)*. 2010；50：956-959.

● 各論

Case 13 高度石灰化を有する頸動脈狭窄

京都大学脳神経外科，兵庫医科大学脳神経外科　山田清文

症例

現病歴

70歳代男性．左上下肢の動かしにくさを自覚し，近医を受診した．頸動脈エコーで右頸動脈に高度狭窄を指摘され，当院に紹介となった．既往歴として糖尿病，高血圧，脂質異常症を有していた．

術前検査と評価

1 頸動脈エコー

右総頸動脈から内頸動脈にかけて高度狭窄を認め，収縮期最大血流速度は216 cm/秒と高度に上昇していた．（図1）

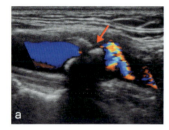
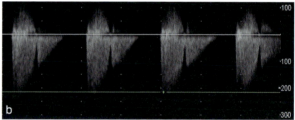

図1　頸動脈エコー
a：ドップラーエコー（プラーク：矢印），b：収縮期血流速度の上昇を認めた．

2 脳血管造影

内頸動脈－総頸動脈分岐部に高度狭窄（90％）を認めた．高位はC3下面～C4であった．（図2）

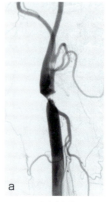
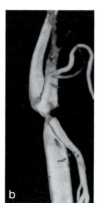
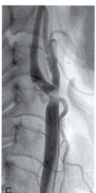

図2　脳血管造影
a：DSA，b：3D-RA，c：狭窄部はC3下面～C4であった．

3 冠動脈疾患の合併

術前の冠動脈スクリーニング検査にて回旋枝に高度狭窄を認め，循環器内科にて冠動脈ステント留置術を施行された．

4 脳血流検査

安静時血流，循環予備能ともに低下を認めなかった（図3）．

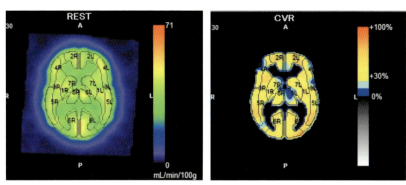

図3　脳血流検査
安静時血流（左），循環予備能（右）ともに低下を認めない．

5 プラークイメージング

T1強調画像およびTime of Flight（TOF）画像にて低信号を呈し，頸部CTで全周性石灰化と診断した（図4）．

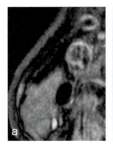
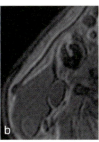
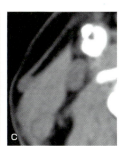

図4　プラークイメージング
a：T1強調画像
b：TOF．プラークは低信号を呈していた．
c：頸部CT．プラークは高信号に描出され，全周性石灰化と診断した．

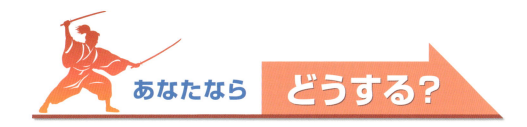

治療選択肢

1 頚動脈内膜剥離術（CEA）

　現時点では CEA ハイリスク項目を有さない全周性石灰化病変の治療は CEA の独壇場である．ただし，術中には血管壁の菲薄化による穿孔に注意が必要である．本症例のように冠動脈ステント留置術後では抗血小板薬併用療法(Dual Antiplatelet Therapy：DAPT)が施行されていることが多く，術中の止血に難渋することがある．このため治療から時間が経過している場合などは単剤療法(Single Antiplatelet Therapy：SAPT)への切り替えが可能であるかどうか，循環器内科と相談するとよい．

2 頚動脈ステント留置術（CAS）

　DAPT 継続のまま治療が可能であるが，本症例は全周性石灰化病変であり，ステント留置によっても狭窄が十分に拡張しないことがある．最悪の場合にはデバイスが抜去困難となり，緊急外科手術を要することもあるため，合併症のリスクを十分に考慮したうえで選択するべきである．

 ## 治療の実際　

　全周性石灰化プラークで，CEA のハイリスク患者でないこと，循環器内科から SAPT での治療が可能と判断されたことから，患者・家族と相談のうえ，CEA を選択した．

CEA

　体位は仰臥位とし，頭部を軽度左に回転して固定した．胸鎖乳突筋の前縁に沿って約 8 cm の皮切を行った(**図 5a**)．広頚筋を切開後，剥離を進め，頚動脈および舌下神経を確保した．1％キシロカインにて洞神経をブロックした後，頚動脈鞘内で総頚動脈，内頚動脈，外頚動脈を確保した(**図 5b**)．ヘパリンを 4,000 単位全身投与し，活性化全凝固時間(activated clotting time：ACT)が 200 秒となったことを確認した．外頚動脈を杉田クリップで，総頚動脈を Bulldog clamp で，内頚動脈を杉田クリップで遮断した後，病変部より末梢側の内頚動脈と総頚動脈に動脈切開を行い，シャントチューブを挿入した．剥離面を正確に同定したのち，血管壁を過度に菲薄化させないよう注意深く剥離を行い，プラークを摘出した(**図 5c**)．その後，ヘパリン加生理食塩水で内腔を洗浄し，Goretex suture で切開部を縫合した．止血を確認し，ICG，ドップラー血流計，運動誘発電位(motor evoked potential：MEP)で頚動脈の開存と運動機能に問題のないことを確認した．3-0 バイクリルで皮下を縫合し，創部はテープで固定して手術を終了した．摘出したプラークの縦断面では白色化した高度な石灰化部分を認め，同部は非常に硬く，その切開には尖刃でもかなりの力を要した(**図 5d**)．

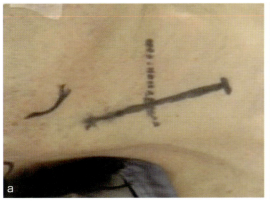 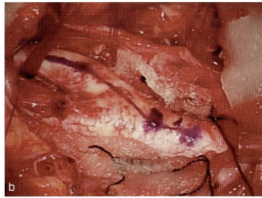
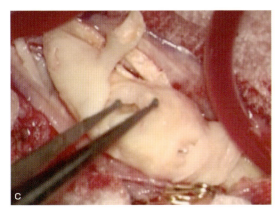 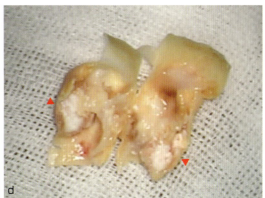

図5 CEA 術中写真
a：皮膚切開の位置
b：頚動脈切開予定線
c：プラーク摘出の様子
d：切開したプラーク

2 術後経過

　術後経過は良好であり，フォローアップの 3D-CTA では狭窄部の良好な開存を確認した（図6）．経過良好にて術後 10 日目に退院となった．

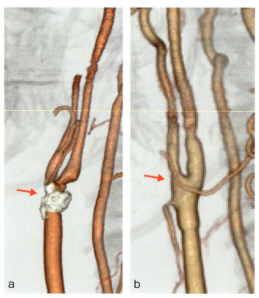

図6　3D-CTA
a：術前，b：術後
CEA後，狭窄部は良好に拡張されている．

本症例のコツ

① 画像診断

　石灰化プラークはCTにて高吸収を呈し，容易に判別可能である．本症例のように全周性に高度の石灰化を認める場合は，CEAを選択するほうが安全である．石灰化の部位と程度の評価にはCTまたはCTAの元画像が有用である．

② 石灰化病変に対する注意点

　石灰化は中膜に存在しており，CEAにより中膜の一部が切除されることとなる．このため通常よりも血管壁の菲薄化と穿孔に注意しながらプラークを剥離する必要がある．今回はプラークを一塊に切除可能であったが，困難な場合には分割して摘出してもよい．

　血管壁を穿孔してしまった場合には，血管内腔の狭小化を来さないよう，パッチグラフトを行うとよい．ただし穿孔は血管の裏面に起こることが多いため，修復に時間を要する．このため高度石灰化病変の場合には内シャントの使用をお勧めする．

さらに極める！二刀流の視点から　石灰化病変に対してどこまでCASを行うか？

　石灰化病変にCASを行う場合には，頸動脈だけでなくアクセスルートにも石灰化を伴っていることが多いため，ガイディングカテーテルの誘導に注意が必要である．コアキシャル(coaxial system)を用いてなるべくカテーテルとカテーテルの間の段差を少なくし，もしひっかかるようであれば無理に押さないようにする．インナーカテーテルやワイヤーをできるだけ遠位に誘導する，患者の頸部を回旋するなどの方法で引っかかりを解消してやさしく進めるように努める．

　全周の4分の3以上の石灰化であっても全周性でなければ良好な拡張が得られるという報告があるが[1,2]，全身麻酔下での検討であることに留意する．また，硬いプラークでは留置後にオープンセルステントのセルが立ちやすく，ステントシステム自体やプロテクションデバイスがストラットに引っかかり抜去困難となることがあるので注意する．

石灰化プラークに対するCAS施行例

　60歳代女性．左上下肢の一過性脱力にて発症し，血管造影にて右内頸動脈に60％狭窄を認めた(図7)．頸部CTではプラークに石灰化を認めたが，全周の4分の3程度であり，全周性ではなかった(図8)．患者は当初よりCASを希望していたため，CASを選択した．病変の屈曲が高度であったため，近位および遠位プロテクション併用下にオープンセルステントを留置したところ，良好な拡張が得られた(図9)．術翌日の拡散強調画像でも虚血病変を認めず(図10)，術後4日目に独歩退院となった．

　このように全周性石灰化病変でなければ，比較的安全にCASを施行することが可能である．

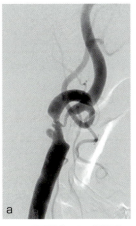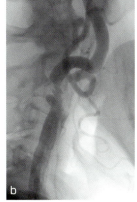

図7　頸動脈DSA(側面)
a：サブトラクション像
b：骨付き画像

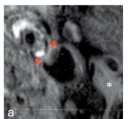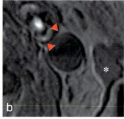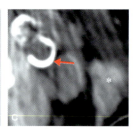

図8 プラークイメージング
a：T1 強調画像，b：TOF．プラークは低信号と高信号の混在を認めた（矢頭）．c：頚部 CT．プラークは約4分の3周の石灰化を認める（矢印）．

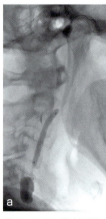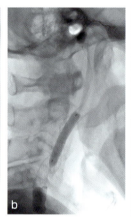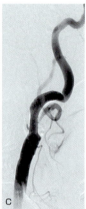

図9 CAS 術中画像
近位および遠位プロテクション下に前拡張を施行し(a)，ステント留置と後拡張を行ったところ(b)，良好な拡張を得た(c)．

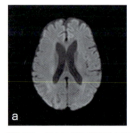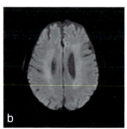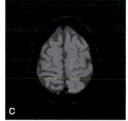

図10 CAS 翌日頭部 MRI 拡散強調画像
虚血病変を認めない．

文 献

1) Tsutsumi M, *et al*.：*AJNR Am J Neuroradiol* 2008：29：1590-1593.
2) Tsutsumi M, *et al*.：*Neuroradiology* 2010：52：831-836.

●各論

Case 14 大量ソフトプラークを有する頸動脈狭窄症

京都大学脳神経外科，兵庫医科大学脳神経外科　山田清文

症例

現病歴

80歳代男性．左半身の脱力を自覚し，近医を受診した．右頸動脈に高度狭窄を指摘され，当院に紹介された．

既往歴として糖尿病，高血圧，慢性肺気腫を有していた．

術前検査と評価

1 頸動脈エコー

右総頸動脈から内頸動脈にかけて高度狭窄を認めた．収縮期最大血流速度は446.9 cm/秒と高度に上昇していた(図1)．

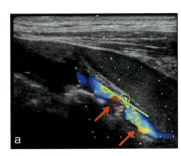
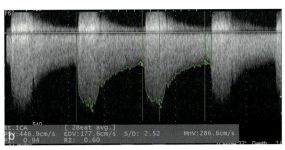

図1　頸動脈エコー
a：ドップラーエコー（プラーク：矢印），b：収縮期血流速度の上昇を認めた．

② 頚動脈DSA

潰瘍を伴う高度狭窄(80%)を認めた(**図2**).

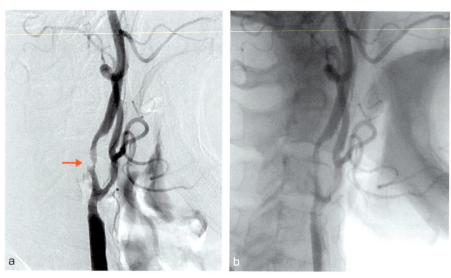

図2　頚動脈 DSA(側面)
a:サブトラクション像,b:骨付き画像
狭窄は総頚動脈から内頚動脈に及び(a),高位は C2-C5 であった(b).

③ 胸腹頚部3D-CTA

大動脈弓は type 2 で,アクセスルートに問題を認めなかった.プラークには石灰化を認めたが,全周性ではなかった(**図3**).

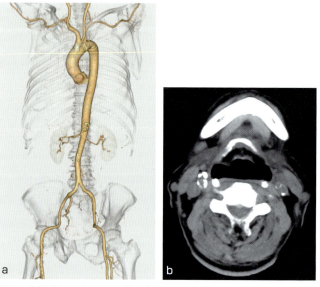

図3　胸腹部 3D-CT アンギオグラフィー(a)および頚部 CT(b)

4 冠動脈スクリーニング

術前冠動脈スクリーニング検査にて左前下行枝に高度狭窄を認めた．CASに先立ち循環器内科にて冠動脈ステント留置術を施行された．

5 脳血流検査

安静時血流は正常値の80％以上であったが，循環予備脳の高度低下（10％未満）を認めた（図4）．

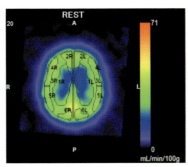
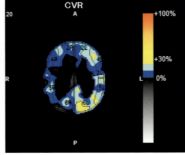

図4　脳血流検査
安静時（左図），循環予備能（右図）．

6 MRプラークイメージング

T1強調画像にて高信号を呈していた．最狭窄部のプラークと胸鎖乳突筋との信号比（signal intensity ratio：SIR）は2.2と高く，ソフトプラークと診断した（図5）．

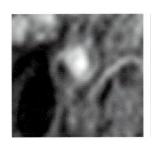
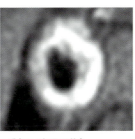
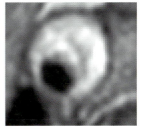

図5　MRプラークイメージング（T1強調画像）

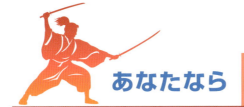

治療選択肢

1 頸動脈内膜剥離術（CEA）

　ソフトプラークが主体の病変ではCEAでも周術期虚血性合併症が起きやすいとされているが，丁寧な剥離操作と，デブリス飛散予防のために内頸動脈の早めの血流遮断でその確率を減らすことが可能である．ただし，本症例の場合は慢性肺気腫が存在しており，CEAハイリスクであった．また，冠動脈ステント留置術直後であったため，抗血小板薬2剤併用療法(DAPT)を継続する必要があった．

2 頸動脈ステント留置術（CAS）

　CASは局所麻酔下でDAPT継続のまま施行可能であるが，本症例ではソフトプラークが主体の病変であるため，虚血合併症が起きやすい．このためデブリス飛散の予防目的でProximal & distal protectionを併用する，クローズドセルステントを使用する，バルーン拡張時に過拡張とならないようにする，などの工夫が必要である．

 ## 治療の実際

　高齢でソフトプラーク病変であり，CEAを考慮したが，慢性肺気腫があること，DAPTの継続が必要であったことなどから，患者と家族はCASを希望した．アスピリン100 mg，クロピドグレル75 mgを術前1週間前より開始し，血小板凝集能検査にて良好な凝集抑制を確認してから治療を行った．

> **使用デバイス**
>
> シース：8Fr sheath(Medikit)
> ガイディングカテーテル：8Fr Flowgate(Stryker)
> プロテクションデバイス：Guardwire(Medtronic)
> バルーン：(Pre) Coyote 3.5 mm × 40 mm,
> 　　　　　(Post) Sterling 4.5 mm × 30 mm(Boston Scientific)
> ステント：Carotid Wallstent 10 mm × 24 mm(Boston Scientific)

　右大腿動脈に8Fr sheathを留置し，ヘパリンを5,000単位静注にて活性化全凝固時間(ACT)が300秒前後となったことを確認した．ガイディングカテーテルを総頸動脈に誘導し，バルーンで総頸動脈を遮断した状態でGuardwireをlesion crossした．血管内超音波(IVUS)にて内頸動脈の遠位径および近位径を計測したのち，バルーンも拡張し，Proximal & Distal protection下にバルーン(Coyote 3.5 mm×40 mm)で前拡張を行った(6気圧30秒，**図6a，b**)．次にステント(Carotid Wallstent 10 mm×24 mm)を留置し，バルーン(Sterling 4.5 mm×30 mm)を用いて後拡張を行った(6気圧30秒，**図6c**)．吸引カテーテルで血液を吸引したところ，デブリスはわずかであった．確

認造影および IVUS では明らかなプラーク逸脱を認めなかったが，光干渉断層診断法(OFDI)にて全周性のプラーク逸脱を認めた(図7)．プラーク逸脱部位を再度バルーン(Sterling 4.5 mm×30 mm)で拡張し(6気圧 30 秒)，血液を吸引をしたところデブリスを認めた．この操作により，OFDI 上でプラークはほぼ消失しており(図8)，頭蓋内血管造影にて遠位塞栓も認めなかったため，穿刺部を止血し手技を終了した．術後は神経脱落症状なく経過し，翌日の頸動脈エコーでもプラークの逸脱を認めず，MRI でも虚血病変を認めなかった．

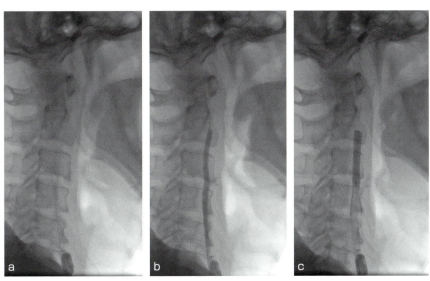

図6 CAS 術中画像
a：近位および遠位プロテクションを完成させた
b：前拡張
c：ステント留置後の拡張

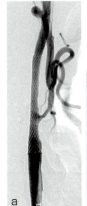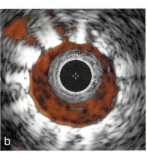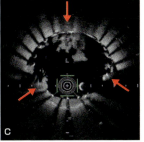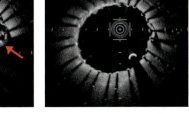

図7 CAS 後確認検査
a：頸動脈 DSA, b：IVUS, c：OFDI
頸動脈 DSA と IVUS ではプラーク逸脱は確認できないが，OFDI では全周性にプラーク逸脱を認める(矢印)．

図8 追加バルーン拡張後 OFDI 画像
バルーンによる拡張と吸引で逸脱したプラークはほぼ消失した．

Case 14　大量ソフトプラークを有する頸動脈狭窄症

さらに極める！二刀流の視点から　ソフトプラークにどこまでCASを行うか？　プラーク逸脱時の対処は？

① ソフトプラークに対するCAS

1）プラーク性状評価の重要性

体表からの評価法としては超音波とMRI，CTがあり，血管内からの評価としては血管内超音波（IVUS），光干渉断層診断（OCT/OFDI：頚部は保険適用外）がある．このうち，プラークイメージングとしてはMRIが主流である．特にT1強調画像およびTime of flight（TOF）MRAは重要であり，プラーク内出血や脂質コアを多量に有するソフトプラークは高信号を呈する．われわれはBlack blood法T1強調画像において，プラークと胸鎖乳突筋との信号比（SIR）を計測し，CAS後の新規虚血病変が高SIR群に多いことを報告した[1,2]．さらに3DTOF-MRAにおけるプラーク内高信号の存在はプラーク内出血を示しており，この簡便法を用いてCAS後の虚血性合併症との関係性を報告した[3]．このように術前にプラーク性状診断を行い，ソフトプラーク例を把握しておくことは，治療選択に極めて有用である．

2）デバイス選択の工夫

大量のソフトプラークを有する症例では，バルーン拡張およびステント留置時に多量のデブリスが生じる可能性が高い．この場合，遠位脳保護デバイスだけでは十分に捕捉できず合併症を来しうる．このような症例においては，現時点で最も塞栓予防効果の高い，近位および遠位脳保護デバイスの併用が有用である．専用の近位脳保護デバイス（MOMA）には1本のカテーテルに2つのバルーンがマウントされており，外頚動脈と総頚動脈を閉塞できる．本デバイスは，狭窄部を通過させる必要がなく，手技中は血流を逆流させて吸引できるため，遠位フィルターデバイスに比べ，周術期の脳梗塞を有意に減少できることが報告されている[4,5]．一方で，このデバイスは外頚動脈や総頚動脈に狭窄がある場合には適していない．このため本症例のようにバルーン付きガイディングカテーテルと遠位脳保護デバイスを組み合わせる方法を好む施設も多い．

ソフトプラークにおいては過拡張に注意し，クローズドセルステントを選択したほうがよいことが報告されているが[6,7]，慎重に行っても一定の確率で遠位塞栓を来しうる．

3）新規ステント（Double-layer micromesh stent）の登場

ステント内部へのプラーク逸脱を予防する目的でmesh-coveredステントが開発された（**図9**）．欧州ではすでに臨床使用されており，臨床試験においてその有効性と安全性が報告されている[8]．わが国でも治験が終了し，導入目前である．中・長期の再狭窄など不明な点は残されているが，ソフトプラーク例により安全に適応できることが期待されており[9]，CASの周術期合併症をさらに低減する可能性を秘めている．

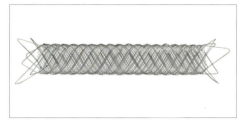

図9 Double-layer micromesh stent
目の粗いストラットを外側に，目の細かいストラットを内側に有する二層構造になっており，ソフトプラークのステントからのプラーク逸脱を予防する効果が期待される．

（Terumo 社より提供）

② プラーク逸脱時の対処は？

対処法としては
　①抗血栓療法の強化
　②バルーン拡張術と吸引
　③ステントの追加留置
　④外科手術
があげられる．

　逸脱が軽度であれば抗血栓療法の強化で様子をみることが多いが，高度であれば②〜④が必要となる．まずバルーンによる圧着と吸引を行い，それでも不十分である場合は Stent in stent を考慮すべきである．何らかの事情によって血管内治療で対処しきれない場合には，外科的治療も考慮する．

文 献

1) Yamada K, *et al.*：*Atherosclerosis* 2010；208：161-166.
2) Yamada K, *et al.*：*Atherosclerosis* 2011；215：399-404.
3) Yoshimura S, *et al.*：*Stroke* 2011；42：3132-3137.
4) Bijuklic K, *et al.*：*J Am Coll Cardiol* 2012；59：1383-1389.
5) Montorsi P, *et al.*：*J Am Coll Cardiol* 2012；58：1656-1663.
6) Shinozaki N, *et al.*：*J Stroke Cerebrovasc Dis* 2014；23：2622-2625.
7) Kotsugi M, *et al.*：*JACC Cardiovasc interv* 2017；10：824-831.
8) Nerla R, *et al.*：*Eurointervention* 2016；12：e677-683.
9) Yamada K, *et al.*：*World Neurosurg* 2017；105：321-326.

● 各論

Case 15 総頸動脈起始部狭窄症

兵庫医科大学脳神経外科　金城典人

症例

現病歴

70歳代女性．突然の右手の違和感で発症し，救急車で当院に搬送された．来院時は意識清明で独歩可能であったが，右手首から先が下垂する状態であった．既往歴として胸部大動脈瘤に対するステント治療を受けていた．

術前検査と評価

1 身体所見

手関節の背屈，手指の伸展不可，手背を中心とした感覚障害，右顔面の軽度の違和感を認め，NIHSS 3点であった．

2 頭部MRI（図1）

頭部MRIの拡散強調画像で左前頭葉皮質に高信号域を認め（図1a），MRAでは左総頸動脈から内頸動脈が描出不良であった（図1b）．またPerfusion MRIで，左大脳半球の血流低下を認めた（図1c）．

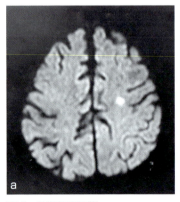
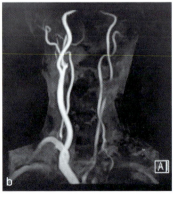
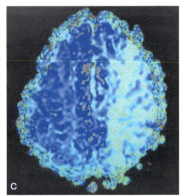

図1　拡散強調画像
a：拡散強調画像．左前頭葉に高信号を認めた．
b：頸部MRA．左総頸動脈から内頸動脈が描出不良であった．
c：perfusion MRI．左前頭葉から頭頂葉，後頭葉のborder zoneに一致してMTT，TTPの遅延を認めた．

③ 大動脈造影（図2）

大動脈弓部から下行大動脈にかけて留置されているステントが確認できた（**図2矢頭**）.

左鎖骨下動脈起始部は閉塞しており，大動脈弓から鎖骨下動脈にバイパスが施行されていた（**図2矢印**）.

左総頚動脈（CCA）起始部にステントがかかっており，同部に高度狭窄を認め，血流が遅延していた（**図2丸囲み**）.

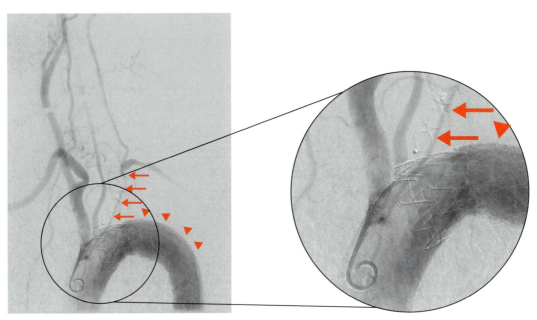

図2　大動脈造影

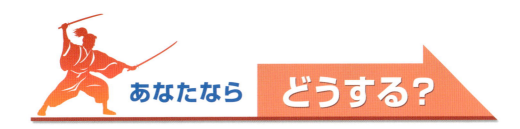

治療選択肢

1 大腿動脈穿刺による順行性アプローチでのステント留置術

　Distal protection を用いた通常のステント留置術と同様に行うが，総頚動脈起始部へのステント留置の際にはガイディングカテーテルは大動脈内で浮いた状態となるためシステムが極めて不安定となる．このため，バルーンタイプの Embolic Protection Device(EPD) である Guardwire を使用する．外頚動脈にバディワイヤーを留置してシステムを安定化させる，スネアによるガイディングの把持などの工夫が必要である．バルーンによる頚動脈閉塞に虚血耐性があれば一貫して EPD でサポートできるが，耐性がない場合には間欠的な拡張を行うこととなるため脳保護が不十分となりやすく，システムも不安定となりやすい．また，このアプローチでステント近位部が大動脈弓内に突出した場合には，後のカテーテル操作が困難となり，デブリス吸引や後拡張が施行できなくなる可能性があることに留意する．

2 頚動脈逆行性ステント留置術

　外科的に総頚動脈を露出し，ステントを逆行性に誘導して留置する方法である．本治療法のメリットとしては，ステントの先端を大動脈弓部に突出させないように留置しやすいこと，多少突出してもその後の操作に影響を及ぼさない点である．バルーンガイディングカテーテルの使用により，頭蓋内の遠位塞栓予防も可能である．一方，総頚動脈にガイディングカテーテルを留置するため，抜去後に総頚動脈を縫合できるようあらかじめ糸を掛けておく必要がある．外科処置可能なハイブリッド手術室が理想的であるが，処置自体は難しくないので，ポータブルの DSA 装置でも施行可能である．また大腿動脈から挿入したワイヤーをスネアを使用して頚部のシースから引き出してガイドワイヤーで安定化させる pull-through technique を併用すれば，システムが安定化するため，後の手技が行いやすくなる．

3 開胸術での外科的な根治術

　大動脈弓部分枝の狭窄・閉塞性病変に対し，開胸下での腋窩動脈とのバイパス術などが行われることもあるが，外科的治療についてのまとまった報告は少なく，術後の死亡または脳卒中が高率であったという報告もある[1]．治療は心臓血管外科と脳血管治療医との連携で行う必要があり，留置されたステントが原因であるため治療にはかなりの工夫が必要となる．

4 薬物治療

　アスピリン，クロピドグレルを中心とした DAPT で管理する．その他，スタチンや PCSK9 の併用による脂質管理と血圧管理を行う．ただし，狭窄率が高く，本症例のように血流遅延を伴う場合には薬物治療を行っても再発を防ぎきれない可能性がある．

治療の実際

アスピリンにクロピドグレルを追加し DAPT として経過をみたが，右上肢の脱力発作を来し，血行力学性の一過性脳虚血発作（TIA）と診断した．介入治療が必要と判断し，胸部大動脈ステント留置後であったため，頚動脈逆行性ステント留置術を行う方針となった．

使用デバイス

●総頚動脈側
ショートシース：9Fr RF 10 cm（Terumo）
ガイディングカテーテル：OPTIMO 9Fr 90 cm（東海メディカルプロダクツ）
PTA バルーン：Mustang 4.0 mm × 20 mm（Boston Scientific）
ステント：ASSURANT 6.0 mm × 30 mm（Medtronic）
●大腿動脈側
ガイディングシース：Shuttle 6Fr 90 cm（Cook Japan）
ロングワイヤー：RF35-300 cm（Terumo）
ロングシース：5Fr RF 25 cm（Terumo）
撮影カテーテル：Pigtail 5Fr 115 cm（Cook Japan）
スネア：Goose-Neck snare 15 mm（Medtronic）

頚動脈逆行性ステント留置術

全身麻酔下で ACT300 秒以上を目標にヘパリンを投与した．右大腿動脈を穿刺して大動脈造影（図 3a）を行い，右 CCA の位置を確認した．ガイディングシース（Shuttle 6Fr 90 cm）を胸部大動脈ステントの近位の上行大動脈に留置した．

次に頚部に約 4 cm の横切開を設け，carotid sheath を露出した（図 3b）．CCA を全周性に剥離して血管テープで確保した．皮下を経由して 18G 針で左 CCA を直接穿刺し，9Fr ショートシースを留置し，バルーンガイディングカテーテル（OPTIMO 9Fr 90 cm）を CCA に逆行性に留置した（図 3c）．ロングワイヤー（RF35-300 cm）を Goose-Neck snare 15 mm で把持し（図 3d），頚動脈に留置したシースから引き出した（pull-through technique）（図 3e）．CCA 側からバルーンカテーテル（Mustang 4.0 mm × 20 mm）を挿入し，前拡張を行った（24 気圧 /30 秒）（図 3f）．次にステント（Assurant 6.0 mm × 30 mm）を展開し，後拡張を行った（8 気圧 /30 秒）（図 3g）．最終の確認造影にて，左 CCA の血流速度の改善と，頭蓋内動脈の塞栓や動脈解離などがないことを確認し（図 3h），手術終了とした．

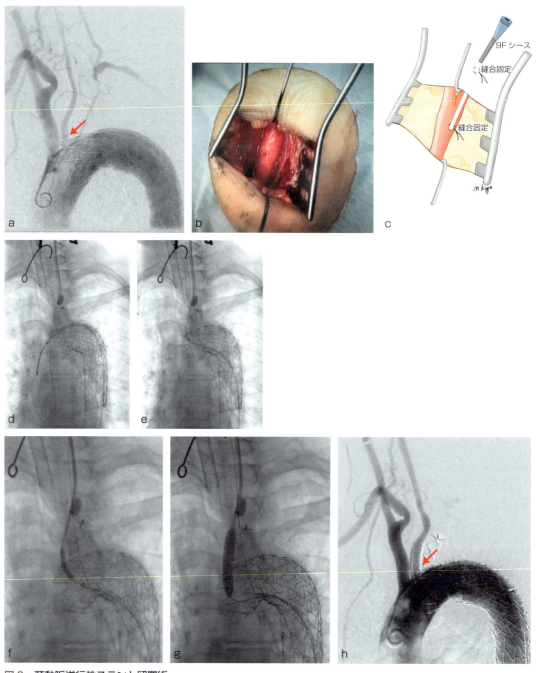

図3 頚動脈逆行性ステント留置術

a：治療前，b：頚動脈分岐部露出，c：シェーマ，d：大腿動脈経由のスネアで頚動脈からのワイヤーを把持，e：pull-through technique，f：前拡張(Mustang 4.0 × 20 mm)，g：ステント留置(Assurant 6.0 × 30 mm)，h：治療後．狭窄は良好に拡張された

本症例の コツ

CCA狭窄治療におけるアクセスルートの選択

アプローチの際にカテーテルシステムの不安定性，シースの太さやプロテクションデバイスの必要性が問題となるため，それぞれの症例に合わせて適切なアプローチ法およびプロテクション法を検討する必要がある．

以下，本症例での治療の流れを図4に示す．

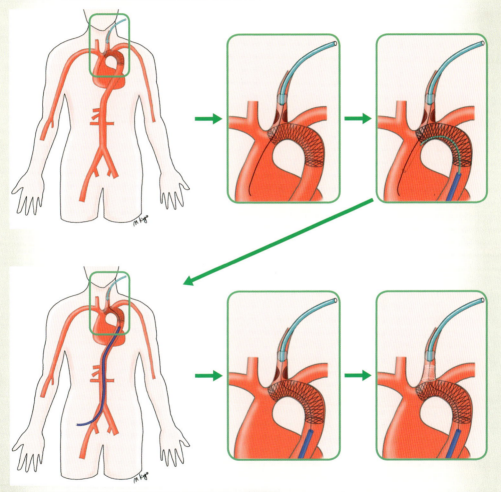

図4　左総頸動脈起始部狭窄病変に対するステント留置術

大動脈ステント留置後の症例であったため，Trans-femoral approachでは困難と判断し，pull-through techniqueを用いた逆行性CCAアプローチを選択した．

さらに極める！二刀流の視点から　大動脈弓部近傍の腕頭動脈や総頚動脈等，各アプローチのまとめと注意点

① 大動脈弓部近傍の腕頭動脈，総頚動脈，鎖骨下動脈の狭窄病変

1）頻度

人口の 0.8 ～ 1.9％に認め，冠動脈疾患の 8.5％に合併すると推定されている[2]．左側に多い[3]．

2）原因

動脈硬化が主な原因で，頻度は少ないが，高安病，巨細胞性動脈炎，放射線治療後，胸郭出口症候群等がある[2]．

3）症状

上肢の虚血症状，鎖骨下動脈盗血症候群，冠動脈バイパス術後の狭心症を呈する[2,4]．

4）治療

まずは抗血小板療法を中心とした薬物療法が行われるが，症状が改善しない場合には外科治療の適応となりうる[5]．従来はバイパス術などが行われていたが，近年では低侵襲かつ合併症が少ない血管内治療が行われることが多い．まだエビデンスレベルの高い報告はないが[6,7]，症候例では術後に高い確率(90％程度またはそれ以上)で症状が改善すると報告されている[2,8]．

② ステント留置術のアプローチ法について[9,10]

1）Trans-femoral approach

鎖骨下動脈の遠位狭窄にはよく行われる方法であり，大腿動脈には太いシースの挿入が可能な点が有利である[11]．ただし，鎖骨下動脈の近位狭窄・閉塞や CCA 起始部病変にはこの方法はシステムが不安定となり，治療が行えないことが多い．その場合にはバディワイヤーやスネアによるガイディングの把持，後述の pull-through technique などとの組み合わせを考慮する．

2）Trans-brachial approach

鎖骨下動脈狭窄や腕頭動脈狭窄によく用いられる．ただしシースが太い場合，穿刺部に仮性動脈瘤などの合併症を来す可能性があるため，細径のデバイスを使用する，血管を縫合するなどの工夫を要する．

3）Pull-through technique

鎖骨下動脈の起始部狭窄でよく用いられる．trans-femoral approach と trans-brachial approach を組み合わせた手技であり，スネアを用いてガイドワイヤーを貫通させることでガイドワイヤーにテンションをかけることが可能となり，カテーテルシステムの安定化とデバイスの良好なコントロールが得られる[9]．

4）Retrograde trans-CCA direct approach

総頚動脈起始部の高度狭窄病変に対して有効なアプローチ法である．頚部を切開して総頚動脈を露出し，総頚動脈に直接シースを留置する．総頚動脈は血管径が大きく，太いシースの留置が

可能であり，通常のアプローチ法では高度な技術を必要とする総頸動脈や腕頭動脈起始部の狭窄病変に対して容易にアプローチが可能となる．

文 献

1) Berguer. R, *et al.*: *J vasc surg* 1988；27：34-41.
2) Wrotniak L, *et al.*: *J vasc surg* 2016；64：684-691.
3) Pappada G, *et al.*: *Acta Neurochir (Wien)* 1999；141：1177-1181.
4) 岡本薫学，他：*JNET* 2014；8：134-139.
5) 竹下朝規，他：*JNET* 2012；6：202-208.
6) Palchik E, *et al.*: *Ann Vasc Surg* 2008；22：70-78.
7) Song L, *et al.*: *J Endovasc Ther* 2012；19：44-51.
8) Przewlocki T, *et al.*: *Catheter Cardiac Interv* 2006；67：519-526.
9) 吉村紳一 編：脳血管内治療トラブルシューティング- 脳虚血編 -．診断と治療社 2015：168-175.
10) 舟越勇介，他：脳神経外科速報 2018；28：498-505.
11) 光原崇文，他：脳卒中の外科 2012；40：117-122.

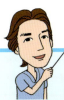

Dr. 吉村のワンポイントアドバイス

大動脈周辺の狭窄病変の治療

　大動脈周辺の狭窄病変の治療は内頸動脈狭窄症の治療とはかなり違います．通常のCASと同じような方法で治療しようとすると難渋することが少なくありません．これは対象血管が太いこと，ガイディングカテーテルが大動脈内で不安定なこと，脳保護が行いにくいことなどが原因です．以前私自身もCCA起始部狭窄病変に対するステント留置術で，脳保護が十分できず虚血合併症を来したことがあります．

　これらの病変を治療する場合には通常と違うカテーテルやデバイスが必要となることが多いので，本症例を参考にして事前に十分に検討を行い，しっかりと準備してから取り組むことをお勧めします．

● 各論

頭蓋内内頸動脈狭窄と中大脳動脈狭窄の合併例

兵庫医科大学脳神経外科　蔵本要二

症例

現病歴

　60歳代女性．一過性の右片麻痺と失語にて発症した．MRI拡散強調画像で左中大脳動脈領域に散在性高信号域を認め(図1a)，MRAでは左内頸動脈と中大脳動脈に狭窄が疑われた(図1b)．脳血管造影で左中大脳動脈狭窄はWASID法で85％，左内頸動脈C2部にも82％の高度狭窄を認めた(図2)．

術前検査と評価

　入院直後から積極的内科治療としてアスピリン100 mgとクロピドグレル75 mgの内服，血圧管理と脂質降下療法を開始した．血圧は良好に管理され，数日後の血小板凝集能は十分に抑制されており，LDLコレステロールも70 mg/dL未満に低下した．

　しかし，入院10日後に一過性の右上肢脱力を来した．MRI拡散強調画像で新たな脳梗塞は認めなかったが，ASL (arterial spin labeling)で左大脳半球の血流低下が示唆された(図3)．

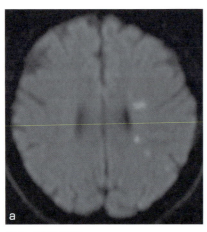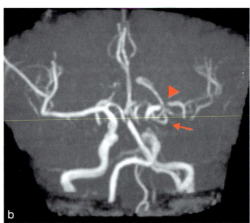

図1　MRI画像
a：DWIで左大脳に散在性高信号を認めた．
b：MRA．左内頸動脈(矢印)と左中大脳動脈(矢頭)に高度狭窄を認めた．右内頸動脈に比して左内頸動脈は信号が減弱している．

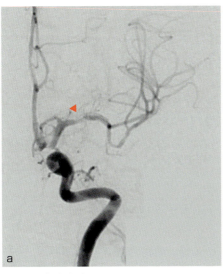
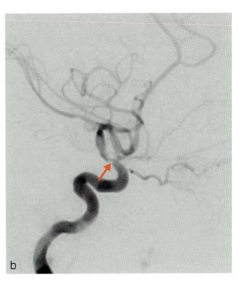

図2 脳血管造影
a：入院日血管DSA（正面）．左中大脳動脈にWASID 85％の狭窄を認めた（矢頭）．
b：左内頚動脈DSA（側面）．左内頚動脈にWASID 82％の狭窄を認めた（矢印）．

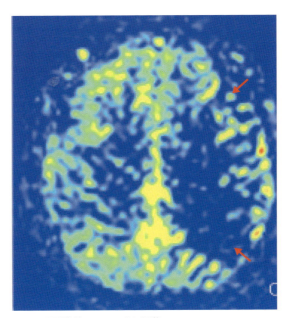

図3 再発作後MR・ASL画像
左中大脳動脈領域に血流低下を認めた（矢印）．

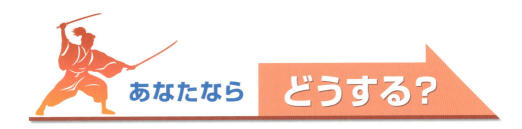

治 療 選 択 肢

① EC-IC バイパス術

　JET Study の基準に合致する高度な脳血流低下（Power's 分類 Stage2）を伴う症候性頭蓋内狭窄もしくは閉塞例ではバイパス術を考慮してもよい．ただし，バイパスは主に脳皮質領域の血流を改善するが，深部および穿通枝の血流は改善できないことが多い．本症例は頭蓋内内頚動脈と中大脳動脈の Tandem lesion であり，これらの血管からの穿通枝の温存は不確実となる．

② 経皮的脳血管形成術

　SAMMPRIS 試験でその有効性は否定されているが，内科治療抵抗性の症例においては救済処置となりうる．

　狭窄部からの塞栓症や狭窄による血流低下が考えられる場合で内科的治療抵抗性の場合は，狭窄部を拡張する本治療がより有効である可能性が高い．これまでの臨床試験では比較的高い治療合併症が報告されているが，その多くは穿通枝閉塞によるものである．このため，狭窄部と穿通枝との解剖学的位置関係を十分に吟味し，慎重に症例を選択する必要がある．

③ 積極的内科治療の継続

　あくまで積極的内科治療を行うという選択肢もある．SAMMPRIS 試験で採用されたプロトコールにおいては，①アスピリン 325 mg/日の継続と 90 日間クロピドグレル 75 mg/日の併用，②収縮期血圧を 140 mmHg 未満（糖尿病患者は 130 mmHg 未満）目標の降圧，③ LDL コレステロールを 70 mg/dL 未満に維持することに加え，④運動・栄養・体重管理・禁煙指導を含む．試験への登録 3 か月は 2 週間ごとの電話，その後は 1 か月ごとのカウセリングが行われた．

　筆者らは，アスピリンの薬効が不十分な場合にはシロスタゾールを追加し，クロピドグレル不応症であればプラスグレルへの変更を試みている．ただし，本治療を行っても年間 12％程度の stroke を来すことが報告されている．

 ## 治 療 の 実 際　　

　本症例では積極的内科治療がすでに施行され，降圧と脂質管理も十分であり，血小板凝集能も抑制されていた．SPECT が予定されていたが，その前に再発を来したため，MRI ASL のみでの確認となったが，血流低下による虚血発作と動脈塞栓症の両機序の再発作を予防できる経皮的血管形成術を選択した．

　治療としては，まずバルーンによる拡張を行い，拡張不十分・解離を来す場合にはステント留置もできるよう準備し，再発作当日に治療を行った．

> **使用デバイス**
>
> シース：8Fr 25 cm Sheath
> ガイディングカテーテル：8Fr OPTIMO 90 cm（東海メディカル）
> インナーカテーテル：6Fr COUNTDOWN JB2 125 cm（Medikit）
> ガイドワイヤー：Radifocus 0.035 inch 150 cm（Terumo）
> マイクロガイドワイヤー：CHIKAI 14 315 cm（朝日インテック）
> PTA用バルーン：Gateway OTW 2.0 mm × 9 mm（Stryker）
> ステント：Wingspan 4.0 mm × 15 mm（Stryker）

 経皮的脳血管形成術

　右大腿動脈に8Frロングシースを挿入し，バルーン付きガイディングカテーテル（8Fr OPTIMO 90 cm）を6Frインナーカテーテル（COUNTDOWN 125 cm）とともに左内頚動脈に誘導した（図4a, b）．OPTIMOのバルーンを頚部内頚動脈で拡張し，近位閉塞による脳保護下にバルーン（Gateway OTW 2.0 mm × 9 mm）にてM1部を拡張し（6気圧/50秒）（図4c），次に内頚動脈を拡張した（6気圧/30秒，12気圧/20秒，12気圧/30秒）（図4d）．バルーンは良好に拡張したものの，内頚動脈は拡張せず，解離が疑われた（図4e）．このため，ステント（Wingspan 4.0 mm × 15 mm）を留置した（図4f）．留置後，内頚動脈狭窄部の拡張は良好であった（図4g, h）．翌日のMRIで新たな虚血は認めず，左中大脳動脈遠位の信号強度も改善していた（図5）．その後，内科的治療を継続しているが，虚血発作を認めない．

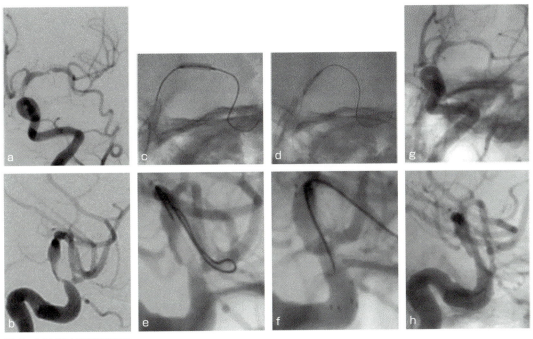

図4　IVR時左頚動脈造影
a：治療直前（正面．DSA），b：治療直前（側面．DSA），c：左中大脳動脈へPTA（単純撮影），d：左内頚動脈狭窄部へのPTA（単純撮影），e：PTA後再狭窄（DA），f：Wingspan留置後（DA），g：治療後（正面．DA），h：治療後（側面．DA）

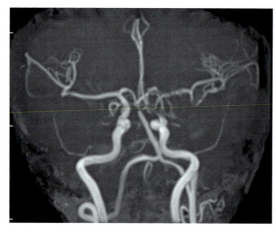

図5 治療翌日 MRA
左中大脳動脈の狭窄は改善しており，左内頚動脈から中大脳動脈の信号強度は上昇していた．

本症例の コツ

経皮的脳血管形成術で注意すべき合併症として，血管損傷・血管解離があげられる．

① 血管損傷

血管損傷の予防として，バルーンカテーテル幅の控えめな選択があげられる．狭窄部遠位の正常部径 70～80％のバルーン幅を選択する（**図6a**）．また，正確な計測が必要であり，撮影角度や拡大率を考慮して撮像を行うべきである．

② 血管解離

血管解離の予防として，バルーンカテーテルを拡張する際に 1 気圧/10 秒～60 秒程度のゆっくりとしたペースで行う．十分注意しても頭蓋内血管では解離が生じることがあるため，バルーンをデフレーションしてもワイヤーを残したまま待機することが重要である．ワイヤーを抜いてから解離や弾性反跳（elastic recoil）を認めた場合，ワイヤーが再誘導できないとリカバリーもできなくなる（**図6b**）．本症例では 1 回目の内頚動脈の拡張を行った 15 分後の造影で解離と内腔の狭小化を確認できた．当施設では 30 分の待機を原則としている．解離や閉塞を繰り返す場合，ステントを使用することで簡単に治療できるため，ステントの準備は必須である．

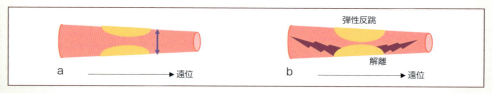

図6 模式図
a：狭窄部遠位の正常部（青矢印）径 70～80％ のバルーン幅を選択する．
b：PTA 後，早期にワイヤーを抜去すると，解離もしくは弾性反跳（elastic recoil）が起きた場合，再誘導が困難となる．

さらに極める！二刀流の視点から　PTASハイリスク病変はどのようなものか？

① 穿通枝の評価

穿通枝の評価は治療選択において極めて重要である．通常は血管撮影を行って判断するが，通常の Time of Flight MRA よりも描出能のよい MRI 撮像法もある[1]．われわれは狭窄部自体から穿通枝が分岐している症例は血管形成術の適応外としている．これは狭窄部位近傍に分枝もしくは穿通枝が存在する場合は，バルーン拡張時にプラークが押しのけられることにより分枝に入る"snow plowing effect（雪どけ効果）"によって閉塞を来しやすいためである（図7）．

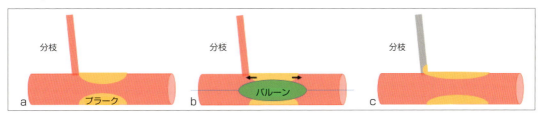

図7　Slow plowing effect の模式図
a：治療前．
b：バルーンで拡張すると，プラークがつぶれて横に広がる．
c：押し広げられたプラークにより分枝が閉塞する（slow plowing effect）．

② プラークイメージング

脳血管造影は血管の内腔を評価しており，血管壁やプラークの質的評価は困難である．一方，CTA で狭窄部に高度石灰化を認める場合には血管解離による合併症が懸念されるため，対象外とすることが多い．また，最近では 3 テスラ MRI を用いた高解像度撮像法で不安定プラークが描出されるとの報告があるが[2]，頭蓋内プラークイメージングはまだ一般化しておらず，血管内治療の合併症との関連についても知られていない．今後の進展を待ちたい．

③ 慢性期の外科的介入治療

虚血症状が安定し，再発予防目的の外科的治療もしくは血管内治療が前方視的に検証された試験として，JET study，COSS 試験，SAMMPRIS 試験があげられる（表1）．

1) JET study

内頸動脈系の閉塞性脳血管病変により一過性脳虚血発作（TIA）または脳梗塞を 3 か月以内に認め，73 歳以下，日常生活が自立し，画像診断上で一血管支配領域にわたる広範な脳梗塞巣は認めず，血管撮影上内頸動脈，中大脳動脈本幹に閉塞あるいは高度狭窄があり，種々の定量的脳血流検査（PET，SPECT，cold Xe CT）で，病側中大脳動脈瘤流域の脳血流量（CBF）が基準値の 80％未満でかつ脳血管拡張能（CVR）が 10％未満という条件を満たす症例に EC-IC バイパス術を施行

表1　症候性頭蓋内血管狭窄症に対する RCT 一覧

		JET	COSS	SAMMPRIS
症例数（例）		206 （外科 103，内科 103）	195 （外科 97，内科 98）	451 （血管内 224，内科 227）
外科治療		EC-IC バイパス	EC-IC バイパス	Wingspan を用いた Stenting
適応	血管	ICA・MCA（M1）の完全 閉塞・高度狭窄	ICA の完全閉塞	頭蓋内狭窄 70〜99 % ICA-MCA・VA・BA
	最終発作か らの時間	発症 3 か月以内	120 日以内	30 日以内
	血流評価	PET，SPECT，cold XeCT のどれか CBF＜80 %， CVR＜10 %	PET で OEF 比＞1.13	−
Primary endpoint		脳卒中・死亡・重度障害・ 外科移行 7 例：17 例	30 日以内脳卒中・死亡 ＋2 年以内の同側脳梗塞 21.0 %：22.7 %	30 日以内脳卒中＋狭窄 部に関連ある同側脳梗塞 1 年時点 12.6 %：19.7 %
Secondary endpoint		病側脳卒中 3 例：11 例	30 日以内の同側脳梗塞 14.4 %：2.0 %	−

ICA: internal carotid artery, MCA midlle cerebral artery, VA: Vertebral artery, BA: Basilar artery, CBF: Cerebral blood flow, CVR: Cerebrovascular reactivity, OEF: oxygen extraction fraction, PET: positron emission tomography, SPECT: Single photon emission computed tomography, Xe: xenon

する外科群と，行わない内科群に割り付けられた（各群 103 例）．Primary endpoint（全脳卒中，死亡，重度の障害ならび管理している内科医の判断で外科手術が追加と判断）は外科群 7 例，内科群 17 例で外科群の優位性（$p = 0.032$）を認めた．Secondary endpoint（病側脳卒中）は外科群 3 例，内科群 11 例でこれも外科群で優位性（$p = 0.028$）が示された．術者が限定されていることや参加施設での厳格な適応遵守を課していることが，質の担保の面から有効であったと考えられる．

2）COSS 試験

　完全閉塞内頚動脈の TIA 発作もしくは脳梗塞 120 日以内の症例で PET で脳酸素摂取率（OEF）が健側比 1.13 より高い症例が対象で，外科群 97 例，内科群 98 例に割り当てられた．Primary endpoint（術後 30 日以内の全脳卒中ならびに死亡と 2 年以内の同側脳梗塞）は外科群 21.0 %，内科群 22.7 %であり，30 日以内の同側脳梗塞が外科群 14.4 %，内科群 2.0 %と外科群の周術期合併症が高い結果となった．

3）SAMMPRIS 試験

　発症 30 日以内の軽症脳梗塞もしくは TIA で，病側の頭蓋内狭窄が 70 %以上の高度狭窄患者 451 人が対象である．この試験では最善の内科的治療を厳格に実践し，血管内治療群でも同様の内科治療を行ったところが特徴である．血管内治療群は自己拡張型ステントである Wingspan stent system を用いた血管形成術を施行している．Primary endpoint（登録 30 日以内の全脳卒中ならび狭窄部に関連ある領域の同側脳梗塞）は 30 日時点で積極的内科治療群 5.8 %，ステント群

150

14.7％（p=0.0016），3年で14.9％と23.9％（p=0.0193）と，積極的内科治療が長期でも良好な成績であることが示された．血管内治療群の周術期合併症の内訳は虚血性合併症が10.2％で，その中で穿通枝梗塞（6.7％）が最も多い．出血合併症も4.5％あり，血管内治療群の周術期合併症の高さが，その後の成績に大きく影響している．

　最近，中国におけるICASに対する血管内治療の登録調査の結果が報告された[2]．連続354例中，一次エンドポイント（30日以内の全脳卒中，TIA，死亡）は4.3％であり，SAMMPRISと比べて良好な治療成績であった．その原因として，同国では治療経験が多く，若年患者が多かったこと，最終発作から治療までの期間が長かったこと，病変長が短いもの，直径2mm以上の血管が対象となったことが想定されている．

④ 急性期の外科的介入治療

　頭蓋内動脈狭窄症を伴った脳梗塞急性期の外科的介入は症例集積研究にとどまっており[3]，症状が動揺する症例は以下にあげる試験の適応外とされるため，個々の症例で検討するしかない．

　頭蓋内にステント留置を急性期に行うと，しばしばステント内血栓症を経験する．このため，急性期の治療はPTAのみで終了したほうがよいとの見解がある．ただ，PTAで不十分な拡張となったり解離を来した場合，ステント留置が必要となるので準備は必須である．ステント内に血栓を認めた場合，ACT，APTT等でヘパリンの効果を速やかに確認し，必要に応じて追加する．また，抗血小板薬の追加も検討する．オザグレルの動脈内投与は保険適用外であるが，血栓の減少が得られることがある．もちろんウロキナーゼやrt-PAの動脈内投与も治療選択肢となる．これらでも血管閉塞を来す場合はPTAを検討する．血管拡張によっていったん血栓が消退しても，血管内治療後は15〜30分程度待機し，血管撮影で血栓の再形成がないかどうか確認してから手技を終了すべきである．

　血管損傷も重要な合併症である．頭蓋内動脈は周囲組織がなく，硬膜内血管は脆弱であるため，血管穿孔を起こした場合，致命的となりうる．このためバルーンカテーテルの直径は遠位血管径の80％以下を選択し，過拡張は慎むべきである．

　積極的内科治療を行うのが基本であり，その抵抗例に介入治療を検討する場合は治療リスクを慎重に評価する．特に症状が急速に進行したり虚血発作を繰り返す場合は，遅滞なく救済療法を施行すべきであり，患者背景や投薬状況などを加味したうえでリスクの低い治療から行うべきである．いずれの治療も合併症率が比較的高く，重篤となりやすいため，経験豊かな指導者とともに取り組むことを勧める．

█ 文 献

1)　Okuchi, S., *et al.*：*Academic Radiology* 2014；21：812-816.
2)　Miao Z, *et al. Stroke* 2015；46：2822-2829.
3)　脳卒中学会　脳卒中ガイドライン委員会編：脳卒中治療ガイドライン2015　三輪書店.

●各論

Case 17 横静脈洞・S状静脈洞部硬膜動静脈瘻（TSS dAVF）

兵庫医科大学脳神経外科　立林洸太朗

▶▶ 症 例

現病歴

60歳代男性．気分不良とふらつきを認め，救急車で近医を受診した．意識は清明で，神経所見は認めなかったが，頭部MRIで左横静脈洞・S状静脈洞部（Transverse-sigmoid sinus：TSS）に硬膜動静脈瘻（dAVF）を疑われた．

術前検査と評価

来院時のMRAでは静脈洞と思われる異常陰影を認めた（図1）．

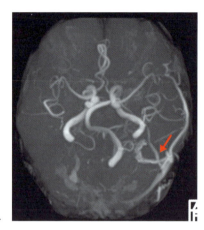

図1　来院時画像
MRAにてTSS（矢印）の描出を認めた．

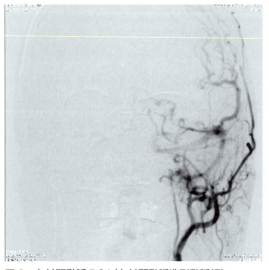
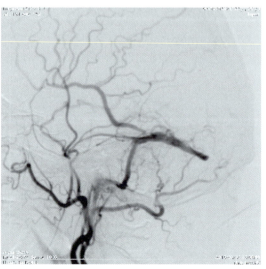

図2　左外頚動脈DSA（左外頚動脈造影動脈相）

152

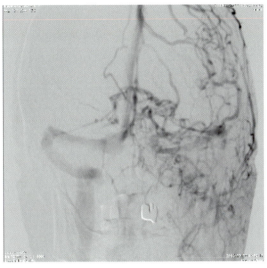
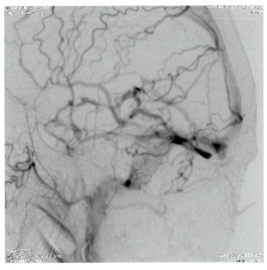

図3　左外頚動脈 DSA（左外頚動脈造影静脈相）

　血管造影検査では TSS に硬膜動静脈瘻を認め，同部は isolate sinus を呈しており，頭蓋内静脈への高度な逆流所見を認めた（図2，図3）．
　動脈相では左後頭動脈（OA），左中硬膜動脈（MMA），上行咽頭動脈（APA）を流入動脈とし，シャントポイントは isolated sinus（静脈洞がシャントの両端で閉じている）を呈する横静脈洞・S 状静脈洞部（TSS）で，静脈相では皮質静脈逆流（cortical venous reflux：CVR）を伴い，シャント血がラベ静脈（vein of labbe），上矢状静脈洞（superior sagittal sinus：SSS）などへ流出している．

> 診断

- TSS の dAVF（Cognard type Ⅳ，Borden type Ⅲ）．
- 流入動脈：左後頭動脈（OA），左中硬膜動脈（MMA），上行咽頭動脈（APA）．
- シャントポイント：isolated sinus を来した TSS.
- 流出静脈：ラベ静脈，上矢状静脈洞（superior sagittal sinus：SSS）などへ還流している．

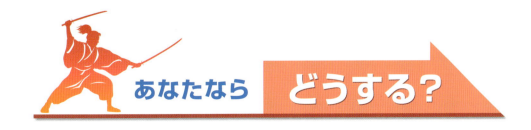

治療選択肢

1 経静脈的塞栓術（TVE）

　治療によって罹患静脈洞を塞栓することによってシャントを閉塞させる．皮質静脈への逆流を比較的確実，かつ安全に遮断できる．シャント部位を血管造影検査，CT like image などで明らかにし，罹患静脈へのアプローチルートを検討する．isolated sinus を呈していても，閉塞した静脈を貫通してカテーテルを誘導する方法もある．

2 経動脈的塞栓術（TAE）

　流入動脈にマイクロカテーテルを挿入し，塞栓物質を用いて選択的に閉塞する治療である．一般的に経静脈的アプローチが困難な症例や，罹患静脈洞が正常の静脈還流に関与しており，温存しなければならない症例において選択される．また，根治的 TVE 前にシャント血流を減らすための治療として施行されることもある．本症例では流入動脈の血管径は細く，カテーテル誘導が困難と判断した．

3 小開頭による静脈洞塞栓術（TVE with direct puncture）

　血管内からのアプローチでは罹患静脈洞やシャント近傍までアプローチするのが困難と考えられる症例に対して，外科的処置(小開頭，穿頭)を併用することによって罹患静脈洞もしくはその近傍に直接穿刺を行うことで，確実に罹患静脈への到達を可能とする．

4 静脈洞形成術（sinus plasty）

　静脈洞の狭窄や閉塞が本疾患の原因であるとの考えがあり，静脈側の流れを改善することで病態を改善しようとする治療である．狭窄・閉塞静脈洞にステントを留置することで治療する．ただし，留置したステントが閉塞することがあり，治療の有効性も不明である．

5 定位放射線治療

　他の治療が困難な場合やシャントが残存した場合に選択されることがある．ただし，本症例のような Borden type III dAVF に対する定位放射線治療単独での治療における完全閉塞率は低いとされている．

 ## 治療の実際

1 小開頭による静脈洞塞栓術（TVE with direct puncture）　（図4）

本症例では閉塞部を貫通するアプローチは試みず，小開頭による治療法を選択した．

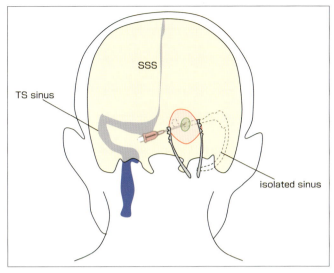

図4　術野と固定方法

2 手順（Hybrid operation room使用）（図5）

①全身麻酔下に左大腿動脈に4Frロングシースを留置した．
②体位を腹臥位とし，頭部をカーボン製メイフィールドで固定した．
③血管撮影と同様に，左大腿動脈から造影用カテーテルをメインフィーダー（main feeder）のある外頸動脈に留置した．
④血管撮影をもとに穿刺位置をisolated sinusの中心に決定し，穿頭を施行した．ロードマップ機能を用いて16Gエラスター針を，皮膚を介して45度の角度で穿刺し，罹患静脈洞に留置した．
⑤動脈血の返血を確認後，エラスター針より造影剤を注入し，適切な穿刺を確認した．
⑥Yコネクターを装着し，皮膚に糸で固定した．
⑦皮質静脈逆流の強い箇所（vein of labbe）を抑える目的でコイル塞栓術を行った．
⑧穿刺部まで詰め戻り，マイクロカテーテルと同時にエラスター外筒を抜き塞栓を終了した．

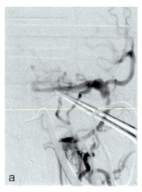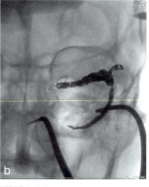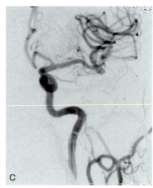

図5 術前，術中，術後の外頸動脈 DSA
a：穿刺部の決定．血管造影静脈相をもとに決定した．
b：静脈洞のコイル塞栓後．
c：塞栓後の外頸動脈造影．シャントの消失を確認

本症例のコツ

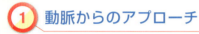

● アプローチルートの候補と直接穿刺の手技

1 動脈からのアプローチ

　本症例は isolated sinus を来した TSS dAVF 症例である．本症例で考え得る TAE のアプローチルートとしては，① MMA からのアプローチ，② OA からのアプローチがある．これらのアプローチルートを示した（**図6**）．

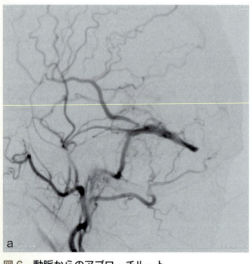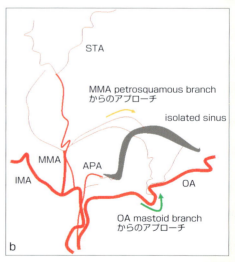

図6　動脈からのアプローチルート
a：血管造影側面像（動脈相）
b：動脈からのアプローチルートの模式図
OA：後頭動脈，MMA：中硬膜動脈，petrosquamous branch：錐体鱗状枝，APA：上行咽頭動脈，IMA：上顎動脈，isolated sinus：孤立静脈洞．

❷ 静脈からのアプローチ

　Isolated sinus へのアプローチ法としては，いわゆるクルクル法（ワイヤーをクルクルと回し，血栓化した静脈内を逆行性に進んでいく方法）を用い，①閉塞した同側内頚静脈を通過させるアプローチや，②対側内頚静脈より静脈洞交会を経由し，閉塞した静脈洞を経由するアプローチ，さらには③内頚静脈，TS sinus の direct puncture，④後頭部皮下静脈の拡張が著明な場合は皮下静脈から mastoid emissary vein を経由するアプローチ[1]，他にも⑤各種迂回静脈路を使用したアプローチがある．前述のように小開頭による静脈洞の直接穿刺では，ハイブリッド手術室での治療手技が術野，体位，画質などの点で有利となる．

　本症例で考慮されうるそれぞれのアプローチルートを図7に示した．

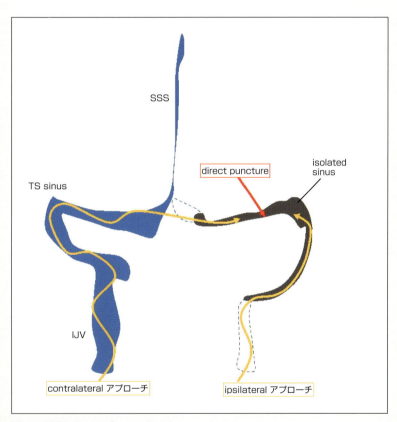

図7　静脈からのアプローチルート
静脈からのアプローチルートの模式図
ipsilateral approach：同側アプローチ，contralateral approach：対側アプローチ，direct puncture：直接穿刺，SSS：上矢状静脈洞，TS sinus：横・S状静脈洞，IJV：内頚静脈，isolated sinus: 孤立静脈洞．

③ 直接穿刺の手技

1）手技上の注意点

①エラスター外筒を皮膚に固定前，マイクロカテーテル挿入前は，容易にエラスター外筒が抜けたり，kink したりするため，注意を要する．マイクロカテーテル挿入後は外筒が抜けたとしてもマイクロカテーテルが静脈洞内にあれば，カテーテルを軸に再留置することは可能である．

②Y コネクターより体外に出るマイクロカテーテルの長さが長く，術野付近でのカテーテル操作となるため，操作性はあまりよくない．本症例では使用していないが，エラスター外筒に点滴用延長チューブを付けて Y コネクターをつけ，マイクロカテーテル操作位置を患者の尾側にするなどの工夫で，操作性の改善や術者の被曝量の軽減が得られることがある．

③穿刺位置と穿頭部位の決定はハイブリッド手術室の血管造影下で行った．本症例では isolated sinus の正中端に穿刺が可能であったため，コイルを詰め戻ることで十分な sinus packing が可能であった．isolated sinus の端の位置に穿刺しにくい場合は，エラスター針を再挿入するか，詰めたコイルを壁にして反対方向へマイクロカテーテルのみを反転させ挿入するなど，詰め残しをなくす工夫が必要である．

2）手技終了の判断のポイント

動脈造影にて皮質静脈逆流が消失したこと，シャント血流が減弱したことを確認し，手技を終了する．静脈からの愛護的な造影で皮質静脈逆流が消失したことを確認する方法も有効である．

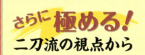

TSS dAVFに対する一歩進んだ治療手技

1 TSS dAVFに対するTAEの適応

sinus温存が必要なBorden type1症例およびisolated sinus症例が主に適応となる.

1）TSS dAVFの主な流入動脈（図8）
- 内頚動脈系：meningohypophyseal trunk，tentorial artery（MHT tentorial artery）
- 外頚動脈系：MMA，OA，ascending pharyngeal artery（APA），posterior auricular artery（PAA），superficial temporal artery（STA）
- 椎骨動脈系：posterior meningeal artery（PMA），artery of falx cerebelli

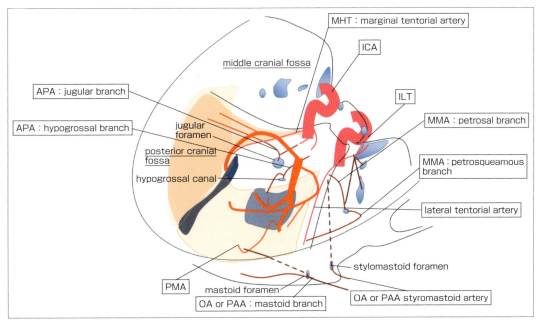

図8 TSS dAVFの主な流入動脈
ICA：内頚動脈，MMA：中硬膜動脈，tentorial artery：テント動脈，APA：上咽頭動脈，OA：後頭動脈，PAA：後耳介動脈，PMA：後硬膜動脈.

2）TAE候補血管の選別と戦略
①内頚動脈系，椎骨動脈系血管
逆流によって頭蓋内動脈に塞栓物質が流入する可能性があり，液体塞栓物質によるTAEの候補血管となることはあるものの，その頻度は少ない.

②外頚動脈系血管
- APA：下位脳神経栄養に関与することが多く，塞栓によって下位脳神経麻痺を来しうるため

TAE の候補血管とはなりにくい．
- OA，STA，PAA（頭皮を栄養）：屈曲が多く遠位までカテーテルが誘導できないこと，皮膚の血管ネットワークは豊富なため根治が得られることは少ない．皮膚壊死予防のためにコイルで cutaneous branch をブロックする方法がある．一方，OA/PAA stylomastoid artery（顔面神経を栄養），頭蓋内血管との吻合に注意が必要．
- MMA：末梢までマイクロカテーテルの誘導が可能なケースが多く，しばしば NBCA を用いた TAE の勝負血管として用いられる．petrosal branch（顔面神経を栄養，前下小脳動脈と吻合）や orbital branch（眼動脈と吻合），cavernous branch（三叉神経を栄養，inferolateral trunk と吻合）など注意を要する分枝がある．

TAE の戦略としては，根治的 TVE 前の処置としてシャント量を減らすために行われることもあるが，最近では先に MMA 以外の栄養血管を塞栓しておき，最後に最もシャントポイントに近づける MMA の分岐血管より低濃度 NBCA を静脈洞まで注入して，根治させる方法（図 9）が選択されている．TAE 施行中に術前には存在しなかった吻合枝が明らかになることもあるため，塞栓中も術者のみならず複数の助手の眼で十分に注意して透視画像を確認しながら手技を行うことが必要である．

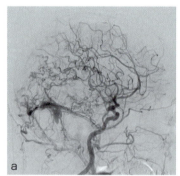 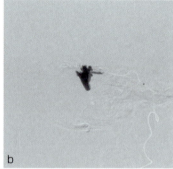 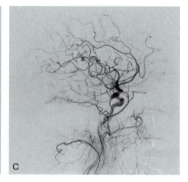

図 9　TSS dAVF isolated sinus に対する根治的 TAE 症例
a：術前総頚動脈 DSA（側面）．MMA，OA などを流入動脈とする TSS dAVF を認めた．
b：MMA からの TAE．
c：TAE 後総頚動脈 DSA（側面）．dAVF の完全消失を認めた．

3）TAE 時の system

6Fr のガイディングカテーテルとマイクロカテーテル（ときにフローガイドカテーテル）を用いて行うことが多いが，6Fr/7Fr ガイディングカテーテルに 4Fr distal access catheter（DAC）を使用し，トライアキシャルシステム（Triaxial system）としてアプローチすれば，NBCA 使用後のカテーテルの抜去時にテンションが先端部に伝わりやすくなり，マイクロカテーテルの抜去が容易となる．

4）Onyx による TAE

Onyx が本症例に適応となったことで TAE の適応がさらに広がる可能性が高い．Onyx を用いた特記すべき手技として，静脈洞をバルーンで拡張した状態で塞栓を行い，サイナスを温存しつつシャントを消失させる方法の有効性が報告されている[2,3]．

2 TSS dAVFに対するTVEとsinus plasty

1) シャントの位置と孔の大きさ

シャントは internal jugular vein（IJV），sigmoid sinus（SS），transverse sinus（TS），confluence まで広範囲に形成され，本症例のように isolated sinus を形成することもある．

シャントの孔の大きさは病理的検討より約 30 μm ～ 200 μm[4,5] と報告されているが，マイクロカテーテルが経動脈的に罹患静脈洞内に誘導できるほど大きなシャント孔も存在する．

2) TSS に流入する静脈（図10）

superior sagittal sinus（SSS），straight sinus，occipital sinus（OS），vein of Labbé，tentorial sinus，superior petrosal sinus（SPS），inferior petrosal sinus（IPS），marginal sinus（MS）などがある．

3) TVE 時のシステム

大腿静脈穿刺による TVE ではシステムとして TAE と同様に distal access catheter（DAC）を使用し，Triaxial system としてアプローチすることで，マイクロカテーテルの操作性の向上と強いバックアップにより，病変部へのアクセスが容易となる．また，有効長の確保のために適宜止血弁や T コネクターを使用する．TVE 時におけるカテーテルの経時的灌流は必要ではない．

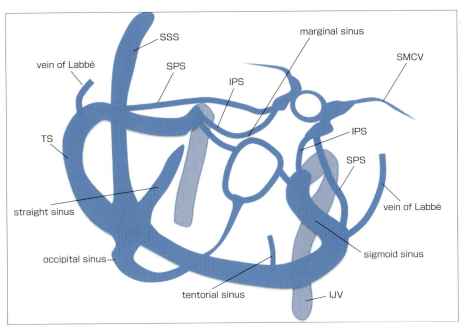

図10　TSS に流入する静脈

SSS：上矢状静脈洞，Straight sinus：直静脈洞，TS sinus：横・S 状静脈洞，IJV：内頚静脈，occipital sinus：後頭静脈洞，tentorial sinus：テント静脈洞，SPS：上錐体静脈洞，IPS：上錐体静脈洞，SMCV：浅中大脳静脈，Marginal sinus：辺縁静脈洞．

4）NBCA，Onyx による TVE

NBCA 注入後の再アプローチは困難であるため，コイルによる TVE でも危険な静脈逆流が消失せず，カテーテルをシャントポイント近傍に再誘導することが困難と考えられる場合に行う．Onyx による TVE では溶媒であるジメチルスルホキシド（DMSO）の神経毒性によって新規脳神経症状が生じる可能性があり，使用には注意を要する[6]．

5）静脈洞形成術（sinus plasty）

狭窄，閉塞した静脈洞をステントやバルーンで拡張し，十分な流出路を確保することで，静脈還流異常を正常化させる方法である．理屈にかなった治療であるが，ステント留置が炎症を惹起し dAVF の発症を引き起こしたとの報告[7]，再狭窄や再閉塞の報告があり，有効性が確立していないことに留意する必要がある．

③ TS 以外の dAVF に対する血管内治療併用外科治療

①海綿静脈洞部硬膜動静脈瘻に対する経上眼静脈アプローチ
②海綿静脈洞部硬膜動静脈瘻に対する経シルビウス静脈アプローチ（小開頭）
③上矢状静脈洞部硬膜動静脈瘻に対する直接穿刺
などの報告がある．

表1　TAE と TVE の利点と欠点

	TAE	TVE
利点	・non-sinus type（皮質静脈に直接シャント血が還流するタイプ）も治療可能 ・parallel sinus まで NBCA を注入できれば根治的となる ・症例によっては罹患静脈洞が温存できる（Borden type1 の症例に適応） ・シャントポイントがよりわかりやすくなることがある	・シャントポイント近傍へのアプローチに優れる
欠点	・流入動脈は多数あることが多く，根治には複数本の動脈の閉塞が必要になることがある	・sinus type（シャント血が sinus 壁に流入するタイプ）に適応があり，non-sinus type には適応がない
	・塞栓物質の脳内血管への迷入で，脳梗塞が生じる可能性がある ・神経栄養血管閉塞に伴う脳神経麻痺が生じる可能性がある ・皮膚壊死が起こる可能性がある ・NBCA の逆流に伴うマイクロカテーテル抜去困難が生じる可能性がある	・シャント部の不十分な閉塞に伴う，流出静脈路閉塞により，静脈還流障害，出血を引き起こす可能性がある ・再発時のアプローチルートを失う可能性がある ・大量のコイルが必要となり，医療費が高くなる可能性がある

文 献

1) Kerolus MG, et al.：*J Neurosurg* 2018；129：922-927.
2) Vollherbst DF, et al.：*AJNR Am J Neuroradiol* 2018；39：1296-1302.
3) Nishijima M, et al.：*J Neurosurg* 1992；76：600-606.
4) Hamada Y, et al.：*Neurosurgery* 1997；40：452-456；discussion 6-8.
5) Li C, et al.：*Cardiovasc Intervent Radiol* 2015；38：1162-1170.
6) Buell TJ, et al.：*J Neurointerv Surg* 2018；10：e15.
7) Lik, et al.：*World Neurosurg* 2018；120：400-402.

Dr. 吉村のワンポイントアドバイス

硬膜動静脈瘻の治療選択

　硬膜動静脈瘻は比較的まれな疾患でありながら，出血を来して搬入された場合などには緊急の治療を要することがあります．しかし，本書でも紹介しているように，治療選択肢は極めて多く，どの治療法を選んだらよいのか迷うことも多いと思います．ではこの疾患の治療のエキスパートたちはどのように治療を行っているのでしょうか？

　この疾患の治療選択において最も重要な点は「アンギオの読影」です．エキスパートたちは皆，優れた造影能力に基づいて安全かつ効果的な治療を行っているのです．このような読影能力は一朝一夕に身につくものではありませんが，一例一例の読影をきっちり行うこと，理解が難しい場合にはエキスパートにしっかりと指導を受けることでレベルアップが期待できます．

　硬膜動静脈瘻を苦手とする人は，ぜひ次の一例から「精読」に励んでください！

● 各論

Case 18 前頭蓋底硬膜動静脈瘻

兵庫医科大学脳神経外科　垣田寛人

症例

現病歴

70歳代男性．約1年前より突進現象のような歩行障害が出現し，近医を受診した．頭部MRIで両側前頭葉に異常血管を認めたため，当院に紹介された．

初診時現症：GCS 4/4/6，見当識障害，認知機能障害，歩行時の突進現象を認めた．

術前検査と評価

MRI（図1）

T2強調画像にて，前頭蓋底から両側前頭葉（左前頭葉優位）にかけて異常血管のflow voidを認める．周囲に浮腫性変化や出血性変化を認めない．

MRA（図2）

両側前頭葉に異常血管を認める．

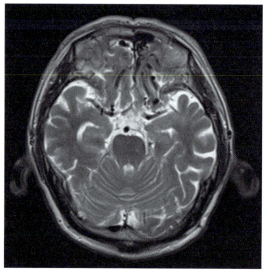

図1　術前 MRI T2WI
両側前頭葉底部に異常血管と考えられる flow void を認めた．

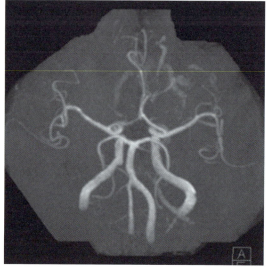

図2　術前 MRA
両側前頭葉に異常血管を認めた．

③ 脳血管造影（図3, 図4）

　眼動脈から分岐する両側前篩骨動脈(anterior ethmoidal artery)と両側浅側頭動脈(STA), 中硬膜動脈(MMA), 顎動脈(IMA), 前大脳動脈(ACA)から流入し前頭葉皮質静脈を介して, 主に上矢状静脈洞(SSS)へ, 一部右海綿静脈洞(CS)へ流出する硬膜動静脈瘻を認める. 静脈洞を介さず直接脳表静脈へ還流するため Cognard type IV, Borden type III となる.

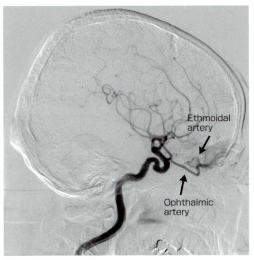

図3　左内頚動脈 DSA（側面）

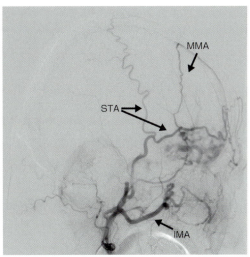

図4　左外頚動脈 DSA（側面）

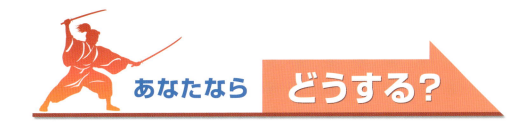

治療選択肢

1 開頭手術

　一般に前頭蓋底 dAVF は脳表の病変であり，外科的アプローチが比較的容易で根治的であることから開頭手術が標準治療とされている．前頭蓋底の硬膜を貫通して脳表へ流出する静脈を硬膜貫通直後で凝固・切断するだけで根治できるため AVM などに比べて治療の安全度が高い．ただし，本症例のようにシャント量が多く広範囲な病変では，開頭部直下に拡張した静脈が多数存在しており，前頭蓋底にアプローチする際の妨げとなるため，術中出血リスクが高くなる．

2 血管内治療

　前頭蓋底 dAVF に対する血管内治療は標準的には行われてこなかった．その理由は，脳静脈洞に還流しない non-sinus type であるため経静脈的塞栓術(TVE)が困難であること，大部分の症例で眼動脈から分岐する篩骨動脈(ethmoidal artery)がフィーダーとなっており，経動脈的塞栓術(TAE)のアプローチルートが眼動脈となるため，視力喪失などの合併症が起こりうるからである．しかし，眼動脈が十分に太く，しかも篩骨動脈が網膜中心動脈(central retinal artery)より十分に遠位から分岐している場合には比較的安全に血管内治療が施行できる．

3 血管内治療＋開頭手術

　広範囲の病変では上記を組み合わせて治療することがある．まず安全な範囲で塞栓を行い，シャント量を減らしてから開頭手術でシャント部位を切断する．当施設ではハイブリッド手術室で一期的に行うようにしている．開頭術においては流出静脈と思われる血管にテンポラリークリップをかけて ICG による顕微鏡下蛍光血管撮影や術中血管撮影を行うことにより，シャントの消失を確認し，その後に焼灼・切断すると安全である．

 ## 治療の実際

本症例にはハイブリッド手術室にて，血管内治療＋開頭手術を行うこととした．

1 血管内治療（図5〜図7）

　右大腿アプローチにてウルトラロングシース(FUBUKI Dilator Kit 6Fr)を右内頚動脈に留置した．中間カテーテル(FUBUKI 4.2Fr)にマイクロカテーテル(Magic)を挿入し，眼動脈を選択した．網膜中心動脈を越え，十分に遠位から分岐する篩骨動脈にマイクロカテーテルを挿入し，NBCAを注入した．左側でも同様の手技を行った．

> **使用デバイス**
> シース：FUBUKI Dilator Kit 6Fr 90 cm（朝日インテック）
> 中間カテーテル：FUBUKI 4.2Fr 20 cm（朝日インテック）
> マイクロカテーテル：Magic 1.8Fr 165 cm（Balt）
> マイクロガイドワイヤー：Mirage 0.012/0.008 inch 300 cm（Medtronic）

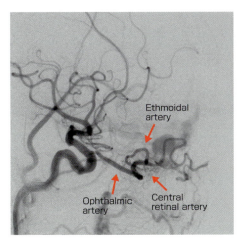

図5　左内頚動脈術中画像（側面）　　図6　左内頚動脈術中画像（3Dイメージ）

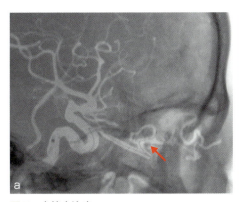
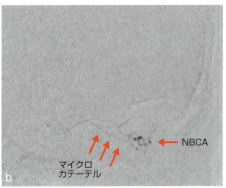

図7　血管内治療
a：ロードマップ下にマイクロカテーテルが前篩骨動脈（ethmoidal artery）に挿入されている（矢印）．
b：NBCA 注入（矢印）．

② 開頭手術（図8，図9）

　引き続き，両側前頭開頭を行った．λ状に硬膜を切開すると，流出静脈として拡張した前頭葉脳表の静脈をすぐに確認することができた．赤く怒張した静脈（red vein）を損傷しないよう注意しながら前頭葉表面を慎重に前頭蓋底まで辿り，嗅神経，篩板に到達した．その部位で硬膜を貫

通する red vein を確認できたため，テンポラリークリップをかけて ICG による顕微鏡下蛍光血管撮影を行った．red vein が造影されないことを確認し，さらにテンポラリークリップを除去すると red vein が造影されることを確認した．red vein を硬膜貫通直後の部位で焼灼凝固し切断した．左右で同様の手技を行い，最後に術中血管撮影にてシャントの消失を確認してから閉頭した．

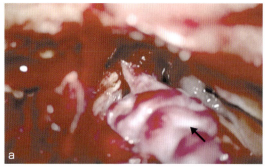
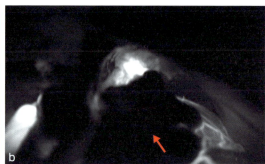
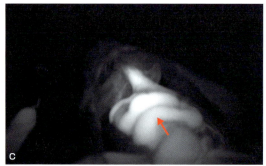

a：赤く拡張した red vein(矢印)と前頭蓋底硬膜を貫通する静脈(シャントポイント)を認めた．
b：シャントポイントにテンポラリークリップをかけて ICG を注入した．red vein は造影されない．
c：テンポラリークリップを外す(矢印)と red vein(矢印)が再度造影された．

図 8　術中顕微鏡画像

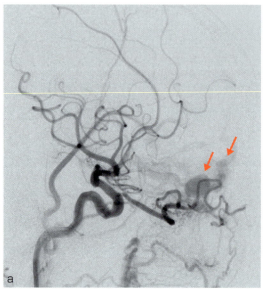
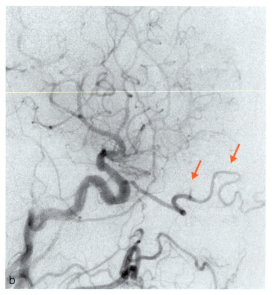

図 9　左総頚動脈術中画像(側面)
a：遮断前，b：遮断後．
硬膜動静脈瘻(矢印)の消失を認めた．

3 術後経過

術後視力障害を認めず，フォローアップの MRI T2 強調画像でも flow void は消失していた．

前頭蓋底 dAVF に対する血管内治療に関しては，塞栓が安全に行えるかどうかを十分検討することが必要である．網膜中心動脈の分岐位置とシャントの位置を治療前にしっかりと確認し，NBCA が多少逆流しても温存が可能かどうかを検討する（図10）．

開頭手術に関しては，シャントポイントを確認するために，前頭蓋底まで開頭することが必要である．そのため多くの症例では前頭洞が開放される．閉頭時に前頭洞の処理を丁寧に行い，術後の髄液鼻漏，髄膜炎を避けるようにする．当施設では，前頭洞内板を削除し，鼻粘膜を縫合するか，焼き縮めて鼻腔側に押し込んだうえで骨セメントによりカバーし，さらに有茎骨膜を被せてフィブリン糊で固定している．場合によっては脂肪を充填することもある．また，術中前頭葉が落ち込むことにより嗅索が断裂することがないよう嗅索を確認したら早い段階で前頭葉からしっかりと剥離し，サージセルとフィブリン糊により補強する．片側なら嗅覚脱失には至らないが，本症例のように両側の治療を要する場合にはより慎重な対応が必要である．

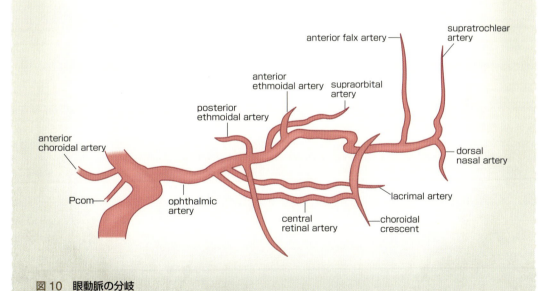

図10 眼動脈の分岐

さらに極める！二刀流の視点から　治療の疫学

　桑山らの全国の脳神経外科施設を対象とした頭蓋内および脊髄硬膜動静脈瘻の疫学調査[1]では，前頭蓋底 dAVF は全硬膜動静脈瘻の 4.3％を占めており，男性に多い．静脈洞を介さず直接脳表静脈に還流するため，そのほとんどが出血発症であり危険性の高い病変である．前述のように大部分が前篩骨動脈をフィーダーとしており，50％以上で両側前篩骨動脈が関与している．その他，顎動脈，中硬膜動脈，浅側頭動脈が関与することもある．シャントポイントは篩板近傍に存在し，前頭葉の脳表静脈へ還流する．

　外科的なシャントの遮断が標準治療とされているが，ハイフローシャントで，眼動脈が十分に太い場合には TAE が施行されることがある．ただし Agid らの報告[2]では 11 例に外科的治療，11 例に NBCA による TAE が施行され，外科治療では 100％，TAE では 67％で硬膜動静脈瘻の消失を認めたとされており，依然外科治療のほうが根治率は高いとされている．また最近では Onyx を用いた TVE の報告も散見される（**表 1**）．

　わが国で施行された脳血管内治療のデータベースである JR-NET 2[3]では，2007 年 1 月から 2009 年 12 月までに 1,075 例の dAVF が登録されている．血管内治療が行われた症例のみであるためか，そのうち前頭蓋底 dAVF は 13 人（1.2％）であったが，頭蓋内出血との関連性はオッズ比 4.1 と有意に高かった．

　血管内治療の発展により，前頭蓋底 dAVF にも血管内治療が行われるようになってきた．しかし失明という重大な合併症が生じる可能性があるため，リスクが高い場合や根治が得られない場合には血管内治療に固執せず，開頭手術の追加または切り替えを考慮すべきである．

表 1　前頭蓋底 dAVF に対する血管内治療の文献

著者	雑誌	年	症例数	治療	塞栓物質	結果
Lv X, et al	Neuroradiology	2008	4	TAE, TVE via SSS	Onyx, coil	完全塞栓
Mack WJ, et al	Interv Neuroradiol.	2011	2	TAE	Onyx with NBCA	完全塞栓
Spiotta AM, et al	J Neurointerv Surg.	2013	3	TVE	Onyx	Success
Li Q, et al	J Clin Neurosci.	2013	11	TAE	Onyx	完全塞栓（10 例）
Deng JP, et al	Clin Neurol Neurosurg.	2014	5	TAE via MMA	Onyx	成功
Hiramatsu M, et al	Neurol Med Chir.	2014	13	TAE	記載なし	記載なし
Li C, et al	J Neurointerv Surg.	2014	6	TAE	Onyx	完全塞栓（5 例）不完全塞栓（1 例）

文 献

1) 桑山直也, 他：わが国における頭蓋内および脊髄硬膜動静脈瘻の疫学調査. 研究成果報告, 2005.
2) Agid R., *et al.*：*J Neurosurg*, 2009；110：79-84.
3) Masafumi H., *et al.*：*Neurol Med Chir (Tokyo)*, 2014；54：63–71.

Dr. 吉村のワンポイントアドバイス

前頭蓋底 dAVF の第一選択は開頭手術！

　ここでは前頭蓋底 dAVF に対して血管内治療と外科手術の組み合わせを紹介しました．しかし，基本的に前頭蓋底 dAVF の第一選択は開頭手術であることを忘れないようにしましょう．文中に述べたように，頭蓋底の静脈(red vein)を硬膜近傍で凝固切断するだけで根治が得られます．AVM と比べてはるかにシンプルです．

　ただし，ハイフローシャントで怒張した静脈を広範囲に認める症例に対する外科手術は簡単ではありません．拡張した red vein を慎重に剥離しながら凝固すべきポイントを探すことになるからです．静脈を傷つけてしまうと止血に難渋することになります．

　このように同じ疾患でもシャント量が多い両側病変では外科手術のリスクが高くなるので，血管内治療を適応することがあります．

　血管内治療を考える場合には，①眼動脈が十分に太いか，②網膜中心動脈からシャント部までに距離が十分にあるか，③網膜中心動脈と前篩骨動脈の間に分枝があるか，を確認しましょう．これらの条件を満たす場合には，塞栓しても塞栓物質の迷入が起きにくく，網膜中心動脈付近が盲端にならないので合併症率が低くなると考えています．

　本疾患は自然歴における出血率が高いので介入治療を要することが多いのですが，疾患自体が比較的まれであり合併症が起こりうるため，治療経験の多い術者と取り組むことをお勧めします．

●各論

Case 19 後頭蓋窩硬膜動静脈瘻

兵庫医科大学脳神経外科　立林洸太朗

症例

現病歴

70歳代男性．歩行障害の精査にて頭部MRIを施行され，異常所見を認めたため当院へ紹介となった．

術前検査と評価

1 MRI

来院時のMRI検査ではT2強調画像にて延髄に両側性の高信号域(HIA)を認め，造影MRIにて脳幹腹側の静脈の拡張およびMRA元画像にて錐体静脈(petrosal vein)の拡張所見を認めた(図1)．

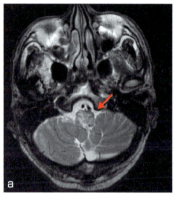
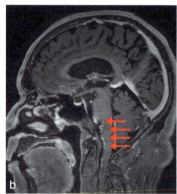
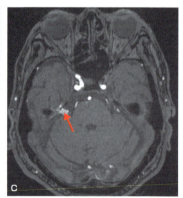

図1　来院時MRI検査
a：T2強調画像にて延髄に両側性の高信号域を認めた．
b：造影MRIにて脳幹腹側の静脈の拡張を認めた．
c：MRA元画像にて錐体静脈(petrosal vein)の拡張所見を認めた．

2 脳血管造影

血管造影検査では，流入動脈はテント動脈(tentorial artery)，右中硬膜動脈(MMA)の前枝と吻合したテント動脈(tentorial artery)，錐体枝(petrosal branch：PB)，petrosquamous branch(PSB)であった．シャントポイントは錐体静脈(petrosal vein)で，流出静脈は皮質静脈逆流(cortical venous reflux: CVR)を伴い，テント静脈洞，および脳幹腹側静脈に流出している．上錐体静脈洞(superior petrosal sinus)は閉塞していると考えられる．

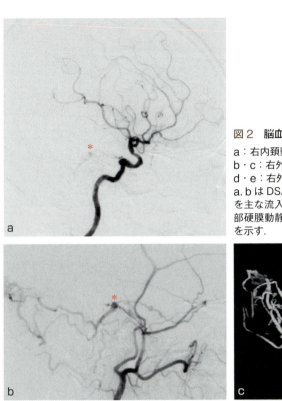
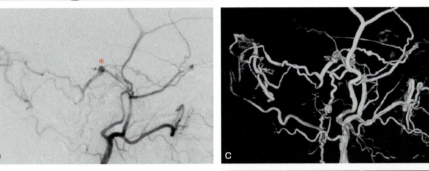
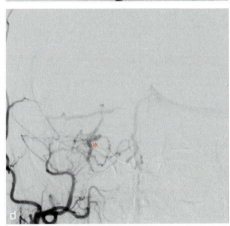
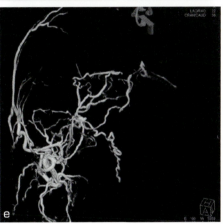

図2 脳血管造影
a：右内頚動脈（正面）
b・c：右外頚動脈（側面）
d・e：右外頚動脈（正面）
a, b は DSA および 3D-DSA. MMA（中硬膜動脈）を主な流入動脈とし，錐体静脈に流出するテント部硬膜動静脈瘻を認めた．＊はシャントポイントを示す．

診断

テント部硬膜動静脈瘻（tentorial dAVF），Borden type3，Cognard type4．

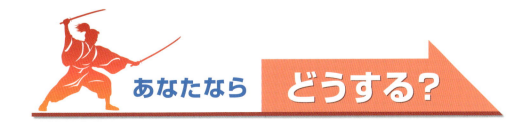

Case 19　後頭蓋窩硬膜動静脈瘻

治 療 選 択 肢

1 経静脈的塞栓術（TVE）

　本症例のような non-sinus type（皮質静脈に直接シャント血が還流するタイプ）の dAVF に対しても，皮質静脈から逆行性に Onyx などを用いて TVE を施行したとの報告が散見される．マイクロカテーテルによる静脈損傷のリスクがあり，Onyx 注入を行う場合には先端がデタッチャブルなマイクロカテーテルを用いる必要があるため，わが国では行いにくい．

2 経動脈的塞栓術（TAE）

　本症例に TAE を行うとすれば，内頚動脈から分岐する meningohypophyseal trunk の枝であるテント動脈(tentorial artery)もしくは中硬膜動脈(MMA)の枝である petrosquamous branch(PSB)が候補血管となるが，カテーテルが誘導可能な太さが必要である．

3 開頭による流出静脈の遮断

　開頭によって頭蓋内へのドレナージルートとなる静脈を凝固遮断する．本症例ではシャントポイントが petrosal vein 周辺に存在し，通常の suboccipital approach にてアプローチが可能と考えられる．

4 定位放射線治療

　定位放射線治療単独での Borden type Ⅲ病変の完全閉塞率は低く，治療効果の発現にも時間がかかる．このことから出血率が高い tentorial dAVF においては不向きであるとされ，血管内治療後の残存例や再発例，治療困難例に施行されることが多い．

治 療 の 実 際

開頭（retrosigmoid suboccipital approach）での流出静脈の凝固遮断を選択した．

1 術中血管造影の準備

全身麻酔下に右大腿動脈に 4Fr ロングシースを留置した．

2 体位

左側臥位として，頭部を 3 点ピン（カーボン製のメイフィールド）で固定した．上体を 20 度から 30 度挙上し，頭部は地面に平行としてやや屈曲位とした．患側の腕は尾側に牽引した．

3 皮膚切開

後頭下開頭を施行するため，耳介後方で mastoid groove をランドマークとし，直線の皮膚切開

線を置いた(外耳孔と外後頭隆起を結んだ線の外側3分の1の点, asterion直上を通るように設定). 筋層は可能な限り温存し, 皮切に横断する筋はモノポーラ凝固にて切断し, 併走する筋は鈍的に剥離した.

4 開頭

3か所に burr hole を穿ち, transverse sigmoid junction および sigmoid sinus を露出するまでドリリングした.

5 硬膜切開, 髄液排出

硬膜をY字状に切開し翻転した. 次に lateral medullary cistern より髄液を排出させ, くも膜剥離を行った. 錐体骨側から小脳に伸びた赤色の錐体静脈(petrosal vein)を確認した. 術中アンギオグラフィー, ICG を使用しシャントの部位と一致することを確認した.

6 シャント凝固切断 (図3)

硬膜を貫通した直後の部位をテンポラリークリップで一時遮断し, 術中アンギオグラフィー, ICG, インジゴブルー動注にて再度評価したところ, AVF は描出されず, クリップの除去で再度描出された. この部位の遮断で根治が得られると判断し, 静脈を凝固・切断した. 血管造影でシャントの消失を再確認し, 止血後に閉創した.

術後の経過は良好で, 再発を認めていない.

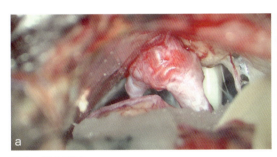 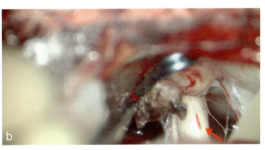

図3 術中所見
a:シャント部が露出され拡張した錐体静脈が確認できた.
b:シャント直後の vein をクリップし, 凝固切断を行った. 三叉神経が確認できる(矢印).

本症例のコツ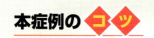

① 血管内治療（transarterial embolization：TAE）

小脳テントには本来定まった静脈洞が存在しないため，tentorial dAVF は静脈洞を介さず，直接皮質静脈に逆流するタイプ（non-sinus type）であることが多い．そのため血管内治療手技としては，静脈側からのアプローチルートが確保できないことが多く，TAE がメインとなる．最近では塞栓物質として Onyx を用いて，高い完全閉塞率を得られるようになったとする報告が散見される．

② 外科的手術

開頭手術は，流出静脈の遮断がなされれば最も根治性の高い治療である．各シャント部位に対するアプローチ法として Lawton の分類（**表 1**），Kakarla の分類（**表 2**）が参考となる．一方で，シャントが残存すると，シャント圧の負荷が凝固遮断した静脈以外の流出路にかかり，静脈還流障害や後出血を引き起こす可能性があることに注意しなければならない．

表 1 Lawton 分類

Type	部位	手技
Type 1	galenic fistula	posterior interhemispheric approach
Type 2	straight sinus fistula	supracerebellar-infratentorial approach
Type 3	torcular fistula	torcular approach
Type 4	tentorial sinus fistula	supratentorial-infraoccipital approach
Type 5	superior petrosal sinus fistula	extended retrosigmoid approach
Type 6	Incisura fistula	retrosigmoid, subtemporal または pterional approach

表 2 Kakarla 分類

分類	手技
テント前 1/3 にシャントがあり basal vein に還流する症例	orbitozygomtic approach
テント中 1/3 にシャントがあり petrosal vein に還流する症例	retrosigmoid suboccipital approach
テント後面にシャントがある症例	supracerebellar-infratentorial approach

本症例は petrosal vein にシャント部位があり，retrosigmoid suboccipital approach でアプローチ可能と判断し，開頭手術を選択した．petrosal vein 周囲の視認には三叉神経痛の微小血管減圧術と同様のアプローチとなる．この上位小脳橋角部への retrosigmoid suboccipital approach におけるポイントを以下にまとめる．

1）体位，頭位のポイント（図4）

① 髄液排出を促し，空気塞栓を予防するために，術野を心臓より挙上する．ベッドを20度から30度挙上し，やや vertex down とする．
② 気道が圧迫されないように若干の屈曲位とし，首と下顎の間に2横指程度の余裕を持たせる．
③ 術野をできるだけ術者に近くし，視軸を保つために，上半身はベッドの背中側に寄せ，患側の腕を尾側に牽引する．牽引は強く行うと腕神経叢障害を引き起こすため固定する程度とする．
④ 術後の腰痛予防のため，腰部は屈曲させる．
⑤ 褥瘡，頚部痛，上腕神経麻痺，腓骨神経麻痺などの予防のため，適宜クッション性の高いマット等を使用する．

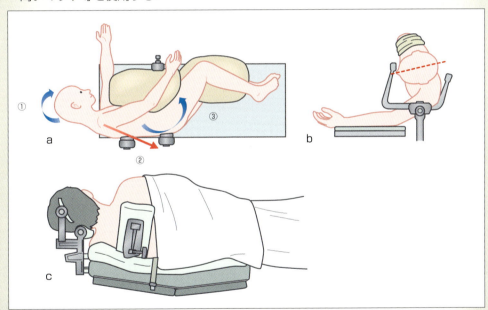

図4　retrosigmoid suboccipital approach の体位
a：手術台上方から見た模式図
b：頭側から見た模式図
c：患者背側から見た模式図

2) 皮膚切開のランドマークと開頭に必要な解剖のポイント（図5）

　頭皮上からランドマークとして確認できる構造物は外耳孔，乳様突起，digastric groove, asterion, 外後頭隆起がある．上位小脳橋角部へのretrosigmoid suboccipital approachではtransverse sinusの尾側1/3とsigmoid sinusの頭側1/3が露出されるような開頭（**図5c**黄色円）を行うべく，皮膚切開線（**図5a**赤線）を決定する．

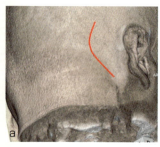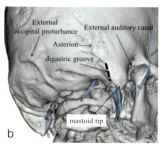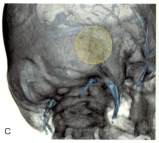

図5　皮膚切開のランドマークと開頭に必要な解剖（3D-CTA画像を用いて）
a：皮膚レベル．皮膚切開線を赤字で示した．
b：骨レベル．mastoid tip（乳様突起），external auditory canal（外耳孔），external occipital proturbance（外後頭隆起），digastric groove（二腹筋溝）
c：静脈洞レベル．黄色円は開頭範囲．

3) 後頭筋群の剥離のポイント

　胸鎖乳突筋後縁を明らかとし，胸鎖乳突筋直下に存在する頭板状筋との境界を剥離する．胸鎖乳突筋は前方に牽引し，頭板状筋の乳様突起への付着部を確認し，剥離する．Digastric muscleのdigastric groove付着部を確認し剥離する．他の深部の後頭筋群はすべて尾側へ牽引することで，筋肉の損傷を最小限に十分な術野が確保できる．

4) 髄液漏予防のポイント

　硬膜縫合部を無理に寄せようとすると針穴からの髄液漏が起こることがあるため，縫合のみで硬膜が寄りにくいときは筋膜を採取し，パッチとして利用する．

5) 適切な流出静脈凝固切開部位を判断するポイント

　シャントの残存を来せば，出血を引き起こす可能性がある．術中の肉眼的な観察のみならず，術前血管造影，術中ICGなどの情報から，シャント血の血流方向を確認し，凝固遮断すべきred veinの位置を確認する．テンポラリークリップでred veinを一時遮断し，術中アンギオグラフィー，ICGなどを使用して評価したうえで凝固・切断することで流出路の残存を避けることができる．

さらに極める！二刀流の視点から： tentorial dAVFにおける血管内治療の限界

　tentorial dAVF は比較的まれな疾患で，わが国における血管内治療の登録研究（JR-NET2）で，登録された dAVF 1,075 症例のうち，tentorial dAVF は 31 症例（2.9％）とまれで[1]，多くの症例を同一術者が経験することが困難であることが，治療選択と成績向上の妨げとなっている．

　最近のシステマティックレビューで tentorial dAVF の治療選択と予後との関連性を検討した報告がある．本報告では外科的手術，血管内治療，もしくは集学的治療を施行した 29 研究，274 症例を検討集団としている．完全閉塞率は集学的治療群で最も高く（84.0％：95％ CI，72.0 - 91.0％），血管内治療群で最も低かった（71.0％：95％ CI，56.0 - 83.0％：$p < 0.01$）．長期的な神経学的転帰良好例は，血管内治療群（89.0％：95％ CI，80.0 - 95.0％）で最も多く，外科的手術群で最も少なかった（73.0％：95％ CI，51.0 - 87.0％：$p = 0.03$）としており，血管内治療は転帰はよいものの，根治率における限界が明らかとなっている[2]．また最近，dAVF に対する Onyx を用いた TAE が保険適応となった．tentorial dAVF に対する Onyx を使用した TAE の報告では後方視的に 26 例を検討し，marginal type（tent 切痕），lateral type（transverse sinus 近傍），medial type（torcular/straight sinus 近傍）のそれぞれの根治率が 85.7％，53.8％，66.7％となっており，永続的合併症は認めなかったと報告され[3]，シャント部位による成績の差が示唆される．外科的手術におけるアプローチのしやすさなどを鑑みて，治療方針を検討すべきと考える．

▌▌▌ 文 献

1) Hiramatsu M, *et al.* : *Neurol Med Chir (Tokyo)* 2014；54：63-71.
2) Cannizzaro D, *et al.* : *AJNR Am J Neuroradiol* 2015；36：1905-1911.
3) Liu C, *et al.* : *Neurol Res* 2014；36：983-991.

● 各論

脳動静脈奇形（AVM）

兵庫医科大学脳神経外科　松川東俊

症例

現病歴

50歳代女性．11年前，他院にて右後頭葉にarteriovenous malformation（AVM）（Spetzler-Martin（SM）grade Ⅱ）を指摘され，10年前に定位放射線治療を受けた．以後外来にてフォローアップされてきたが，ナイダスの増大を認め，本人と家族が治療を希望した．

術前検査と評価（図1，図2）

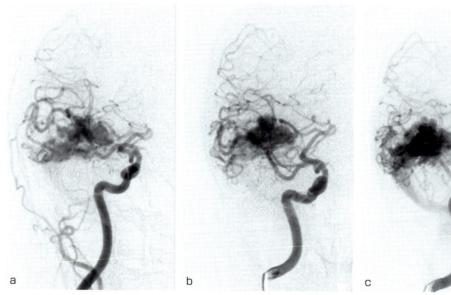

図1　術前右内頸動脈造影（正面像）
a：定位放射線治療前，b：治療2年後，c：治療8年後
ナイダスは治療2年後にやや縮小したが，その後再増大した．

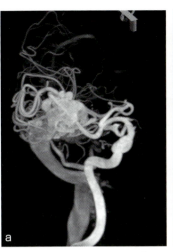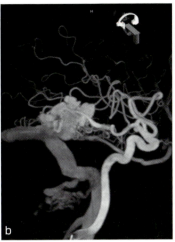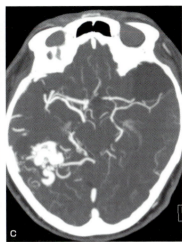

図2　術前血管造影，CTA 画像
a：正面像，b：側面像，c：軸位断像
最大径 32 mm のナイダスを認め，発達した右後大脳動脈がメインフィーダー，ドレイナーは transverse-sigmoid (T-S) junction へ流入している．右中大脳動脈の分枝もフィーダーとなっている．SM grade Ⅲ となっていた．

　無症候性であり，通常なら治療適応外となるものの，定位放射線治療後にナイダスが増大しているため，数年に渡り著しい不安を抱えている．

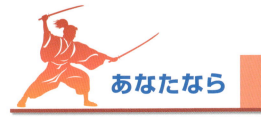

治療選択肢

1 経過観察

　ARUBA trial の結果を受け，未破裂 AVM に対しては経過観察が選択されることが多くなっている．しかし本症例は定位放射線治療後にナイダスが増大しており，強い治療希望があった．

2 外科手術のみ

　本症例ではナイダスの奥にフィーダーが存在している．このため，外科手術のみでは，手術早期にフィーダーを遮断し，ナイダス内圧を減少させることが困難である．このため，剝離操作中の出血リスクが高く，ひとたび出血すると止血に難渋し，視覚野損傷のリスクが高いと判断した．

3 血管内手術のみ

　AVM に対する血管内手術は，外科手術・定位放射線治療前に，補助的に行われることが多く，根治的な血管内手術の有効性は確立していない．最近では大型の AVM を Onyx にて根治的に治療した報告が多くあるが，合併症率が高いことが欠点である．

4 血管内手術と外科手術

　外科手術に先行して行われる血管内手術は，フィーダー塞栓による血流減弱によるナイダス・ドレイナー圧の低下，出血量の低下，合併動脈瘤の処理，ナイダス縮小を目的として行われる．表層のフィーダーを塞栓することで，深層のフィーダーを発達させ，外科切除を困難にするとの報告もあり[1]，手術直前に行うフィーダー塞栓は手術アプローチで確保困難な血管に行われることが多い．ただし，最近では Onyx を用いて徹底的に塞栓を行ってから摘出するとの報告もある．

5 血管内手術と定位放射線治療

　大型 AVM に対し，血管内手術でナイダスを縮小させ，その後に定位放射線治療を行う手法があり，臨床現場では多く行われている．従来は，その血管構築やサイズによって限界があったが，Onyx の登場によって大型の病変であっても放射線治療が可能となるケースが増加している．ただし近年のシステマティックレビューとメタアナリシスの結果からは，血管内手術と定位放射線治療にて治療した群と定位放射線治療のみで治療した群を比較した場合，出血や合併症の発生率に差はないものの，血管内手術と定位放射線治療併用群で，ナイダス閉塞率が低下することが示唆されている[2]．ただし，このレビューに採用されたものの多くは後方視的研究であるため，selection bias が除去できない．このように質の高いエビデンスはないため，血管構造の詳細な判断の結果で根治が望めるケースに限るべきである．

治療の実際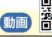

血管内手術と外科手術

　患者・家族と相談の上，介入治療を行うこととした．ただし，多数のフィーダーがナイダスの奥に存在するため，塞栓術後に hybrid OR にて開頭切除術を行う方針とした

② 術前塞栓術

　局所麻酔下に右大腿動脈より，6 Fr guiding sheath 90 cm を 6 Fr 診断カテーテルを用いて，右内頚動脈へ誘導した．オクルージョンバルーン（Scepter XC 4 mm × 11 mm）を右後大脳動脈からのフィーダーへ誘導しようとしたが，頭痛を訴えたため中止した．マイクロカテーテル（Marathon）を同フィーダーに誘導し，ナイダス近傍に誘導した．コイル塞栓用のマイクロカテーテル（SL-10）を Marathon の近位に誘導し，フィーダーのフローコントロールのためコイル（Axium frame 3D 4 mm × 12 cm）で近位を塞栓し，このコイルによる Plug によって Onyx 34 0.77 mL を注入した（Plug and push 法）．さらに，Onyx18 0.11 mL を追加後，コイルを追加してフィーダーを完全塞栓した．術後に神経学的異常は認めなかった．

③ 直達切除術

　開頭術に先立ち，マイクロカテーテル（Marathon）を右後大脳動脈からのフィーダーへ誘導し，Onyx34 を注入してフィーダーオクルージョンを追加した．

　仰臥位にて，ナビゲーションシステムでナイダスの局在を確認後に右側頭開頭を行った（図3）．ナイダス本体は脳実質内に埋没していたが，赤色化した vein of Labbé が確認されたため，これとその直下の脳溝を剥離した．嚢胞成分の直上の皮質を切開し，フィーダーを凝固切離し，ナイダスを全摘した．術中血管造影にて，ナイダス消失を確認した．

　術後 MRI/A で AVM の消失を確認した（図4）．神経学的異常所見を認めず（mRS 0），自宅に退院した．

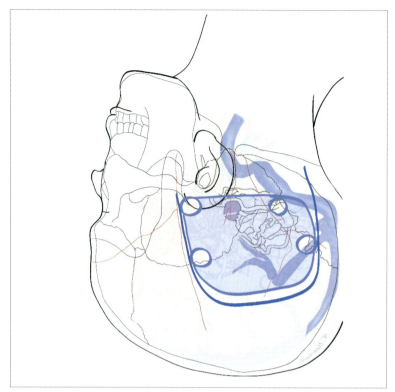

図3 術前皮切・開頭シェーマ
ナイダスの局在を確認し，右側頭開頭を選択した．

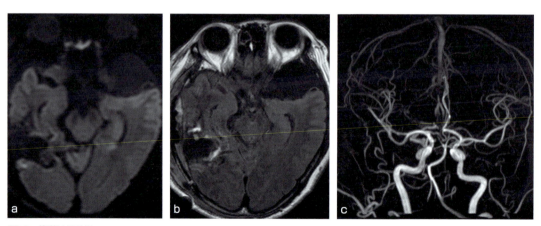

図4 術後 MRI/A
a：DWI．虚血を示唆する明らかな高信号域を認めない．
b：FLAIR．脳浮腫を示唆する高信号域を認めない．
c：MRA．ナイダスの消失を確認した．

本症例のコツ

　AVMの根治には病変の完全切除が求められ，不完全切除は出血リスクを4倍に高めるとの報告もあるが[3,4]，AVM切除術は最も困難な手術の一つである．適切な体位設定，皮膚切開・開頭時，硬膜切開，AVM周辺の徹底した止血が必要である．

　SM gradeは外科手術の難易度を示すために提唱されたgradeであり，血管内治療には適応できないことが知られている．AHAのガイドラインでもgrade Ⅰ-Ⅱには外科治療，grade Ⅲ-Ⅳには集学的治療が推奨され，grade Ⅴの病変は両者を組み合わせても治療はハイリスクとなるため適応外とされている．

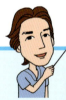

Dr. 吉村のワンポイントアドバイス

AVMの治療方針をどう決めるか？

　本症例は破裂AVMであり，患者さんから治療希望があったため，介入治療を行いました．ただし大型のAVMは治療が極めて難しく，経験豊富な術者でも重篤な合併症を経験することがまれではありません．このため，私たちは血管内治療を丹念に繰り返し，少しでも外科手術のリスクを下げてから外科治療を行うか，定位放射線治療をするようにしています．

　一方，未破裂のAVMに対してはランダム化比較試験"ARUBA"が行われていて，血管内治療を主体とした介入治療群のほうが経過観察群よりも転帰不良でした．本研究の影響で未破裂AVMに対する治療が減少しているようですが，この試験にも問題点が多く指摘されているため，すべての情報を提示したうえで治療方針を相談するようにしています．

さらに極める！二刀流の視点から　複合治療を行う場合に外科医はどこをどの程度詰めて欲しいか？

　AVMに対する集学的アプローチとして，塞栓術によりナイダスのサイズを縮小させ，定位放射線治療を可能としたり，比較的安全に手術リスクを減らしうると考えられる．一方でAVMの完全塞栓を目指す場合にはAVMが大型になるほど，合併症が高率となってしまう．

　手術を前提に考える場合には，ナイダス周囲の脳溝・脳槽を十分に剥離しても確保困難なフィーダーや（図5b），ナイダスの裏に位置するフィーダー（図5c），ナイダスにeloquent area側から流入するフィーダー（図5d）に対する術前塞栓の意義は大きく，塞栓物質は術中のlandmarkともなる．しかし術野の表層やナイダス側面の剥離にて確保できるフィーダーの塞栓は必要ない（図5a）．術前にOnyxなどを用いて徹底的に塞栓する方法もあるが，高い塞栓度を目指すほどリスクが上がるうえにナイダスが塞栓物質で硬化して圧迫による縮小が得られなくなり，視野の確保が困難となったり，ナイダスと周囲脳組織の境界が不明瞭となる場合があるため，フィーダー塞栓にとどめることを好む術者もある．術前にどの枝をどの程度塞栓すべきかを術者と十分に相談すべきである．

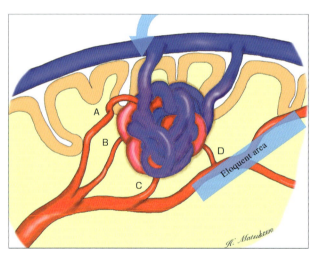

図5　AVMに対する集学的アプローチ

文献

1) Sabino, L., et al.：World Neurosurg, 2018；116：e340-e353
2) Xu, F., et al.：Neurosurg Focus, 2014；37：E16.
3) Hashimoto, N., et al.：Neurosurgery, 2007；61(1 Suppl)：375-387；discussion 387-389.
4) Miyamoto, S., et al.：Neurosurgery, 2000；46：589-594；discussion 594-595.

Case 21 脊髄動静脈奇形 / 硬膜動静脈瘻 (spinal AVM/AVF)

兵庫医科大学脳神経外科　陰山博人

症例

現病歴

70歳代男性．半年間ほど進行性歩行障害のため複数の病院にかかっていた．原因が不明とのことで当院紹介となったが，胸椎MRIにて硬膜動静脈瘻が認められた．

術前検査と評価（図1）

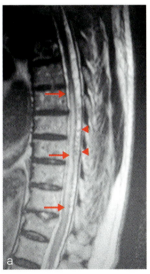
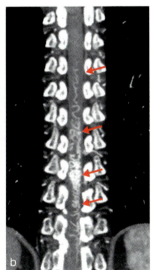
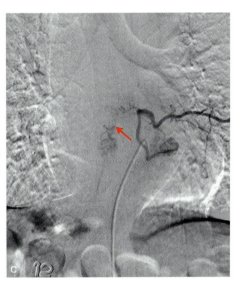

図1　胸髄MRI，CTA，脊髄血管DSA
a：胸髄MRI T2WI. 脊髄内に5椎体以上にわたる髄内高信号（矢印）と脊髄背側にflow void sign（矢頭）を認めた．
b：CTA. Th8/9レベル，硬膜内に蛇行した異常血管を認めた（矢印）．
c：脊髄血管造影（Th8肋間動脈造影）．シャントポイント（矢印），脊髄表層に拡張した静脈を認めた．

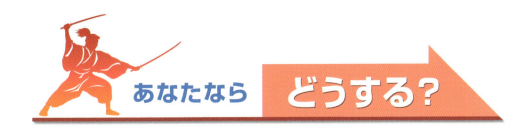

治療選択肢

1 直達手術

　硬膜動静脈瘻のシャントがどこにあるか十分に検討したうえで椎弓切除を行う．シャントポイントの部分の片側椎弓切除でも手術は可能であるが，われわれはシャントの確認と後述の補助診断を用いた血管評価を広い範囲で行うため，上下1椎弓ずつの両側椎弓切除としている．硬膜を切開して，くも膜を剥離すると硬膜にシャントを認め，そこから拡張した静脈を確認することが多い．

　シャントの静脈側にテンポラリークリップをかけ，ドップラー，ICG，運動誘発電位（MEP）などで確認を行う．ICGを用いた蛍光血管造影ではクリップ後に撮影を行い，クリップを外すことが診断の補助となる．

　重要なことは硬膜の内側からシャントポイントを十分に焼灼，切離することである．硬膜外からの操作や，動脈側からの焼灼ではすぐに周囲の血管から硬膜内シャントにフィーダーが形成されて再発することを知っておくべきである．

2 血管内手術

　経動脈的にNBCAを硬膜貫通直後の導出静脈まで注入し塞栓する治療である．胸腰椎のdAVFでは必ずAdamkiewicz動脈を確認しておく．同一の肋間動脈撮影にて栄養動脈とAdamkiewicz動脈が描出される場合は塞栓術を選択すべきでない．dAVFがローフローの場合には，スパズムを来さないよう慎重にマイクロカテーテルを誘導する．塞栓には20%程度の低濃度NBCAを用いる．

　両者の利点と欠点を**表1**に示す．

表1　spinal dAVFにおける治療選択の利点と欠点

	直達手術	血管内手術
シャント閉鎖率	高い（97%）	低い（72%）
再発率	低い（6.2%）	高い（23.%）
手術侵襲	大きい	小さい
手技の難易度	シャント部位による	カテーテルの誘導が可能かどうかによる
シャント遮断のやりなおし	クリップを用いれば可能	不可能

 治療の実際　

　本症例ではTh8/9根髄動脈から硬膜を介してシャントを形成していることが術前画像で描出されており，術中に確認できると判断し，直達術を選択した．

直達術

　患者を腹臥位とし，ハイブリッド手術室の血管撮影装置（Artis Zeego, Simens Healthcare）を用いて血管撮影を施行した（**図 2a**）．腹臥位でも Th8 肋間動脈の撮影が可能なこと，シャント部位とこれに続く静脈を確認した．腹臥位での撮影であり，術前撮影と逆に見えることに注意を要する．

　次に，透視下に手術高位を確認し，皮切前に椎体，椎弓根，神経根およびシャント流入の予想図を皮膚上に描くとよい（**図 2b**）．シャント流入ポイントは椎弓根内側同士を結んだラインより内側に存在することが多い[4]．

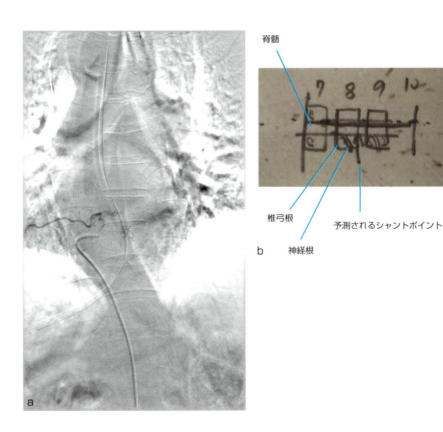

図2　直達術
a：術中血管造影．撮影は腹臥位で行われるため術前撮影（図 1c）と反対に描出された．
b：術前計画
c：術中シャントポイントの確認．硬膜を切開し，くも膜を剥離すると脊髄背側に拡張した静脈と硬膜面にシャントポイントを認めた．
d：経動脈的にインジゴカルミンを動注．シャントポイントから導出静脈まで顕微鏡の視野下，リアルタイムに描出された．
e：経動脈的 ICG
f：シャントポイントの静脈側で焼灼，切離．
g：シャント切離後．脊髄背側の静脈はシュリンクし，色調が暗赤色に変化していた．

Case 21　脊髄動静脈奇形／硬膜動静脈瘻（spinal AVM/AVF）　●　189

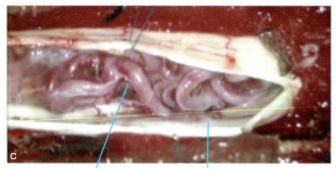

拡張した静脈　　　シャントポイント

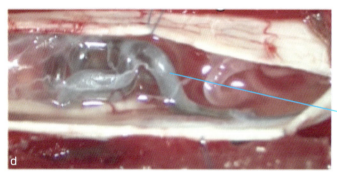

インジゴカルミンに染色
された静脈

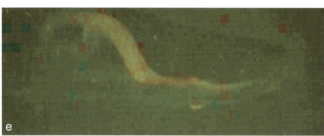

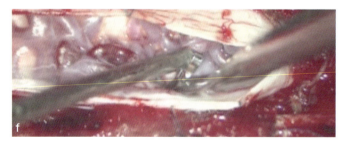

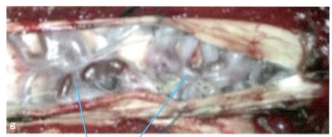

脊髄表層の静脈

図2 （つづき）

硬膜を正中切開すると，拡張した静脈をくも膜を通して確認し得た．予想された部位の神経根を露出するようにくも膜を剥離すると，硬膜面に拡張した血管を認めた（図 2c）．さらに拡張した根髄静脈が逆流し脊髄表層の静脈となって走行していた．顕微鏡下にインジゴカルミンをカテーテルより投与すると，顕微鏡の視野下でシャントを介して脊髄表層の静脈までリアルタイムに流出していくのが確認できた（図 2d）．一方，経動脈 ICG は顕微鏡のフィルターを通して血管のみをクリアーに描出し得た（図 2e）．

　これらの補助診断にてフィーダーからシャントを介し流出路に至る静脈を確実に捉えられた．脳動脈瘤用のテンポラリークリップや血管クリップを用いてシャントより静脈側を遮断し，MEP が術前と変化がないことを確認して，Adamkiewicz 動脈の遮断などを防いだ．硬膜上のシャント流出側から静脈の一部を凝固切離したが（図 2f），このとき拡張していた脊髄表層の静脈がシュリンクし，静脈血用の暗褐色の色に変化することを確認できた（図 2g）．シャント切離後の血管撮影にて肋間動脈撮影から脊髄表層静脈の逆流がみられないことを確認し，経静脈 ICG で他からのシャントがないことを確認した．

　正中構造を温存するように強固に縫合し手術を終了した．

術後経過

　術後経過は良好．術後の抗血小板療法には明確なエビデンスはないが，本症例では術後 1 年間のみ投与した．歩行障害は解消し，MRI にての髄内高信号も軽減した．

本症例の

● チーム医療

　脊髄硬膜動静脈瘻の手術はシャントポイントを同定し，これを遮断することが目的であり，その操作は難しいものではない．しかし，腹臥位における術中血管撮影，頭蓋頸椎移行部の展開や胸椎における高位を正確にカウントしたうえでの術野展開は経験を要する．それぞれ血管内治療医，脊椎脊髄外科医の高い専門性を持つ医師が担当し，チーム医療で臨むことが安全・迅速に手術を進めるコツである．

さらに極める！ 二刀流の視点から： 脊髄動静脈奇形/硬膜動静脈瘻の外科治療とその限界

① 術中補助診断について

本症例のような脊髄血管奇形の直達手術では，術中補助診断の有用性が多数報告されている．各々の特徴を理解し，組み合わせて使用することで，術中のストラテジーの決定，結果の予測に有用であり，手術を安全に行うことができる（**表2**）．

表2 術中補助診断の特徴

術中補助診断	利点	欠点
MEP	シャント部位を temporary clip 等で仮遮断したときに，脊髄への血流が低下し麻痺を生じるかどうかを予測しうる．	術前より麻痺が進行していると MEP を捉えにくいことがある．
血管撮影	手術体位をとった後，カテーテルを誘導することで手術部位の同定ができる．術中のシャントの遮断により血流の消失など確認しうる．	術中にカテーテルを誘導する必要がある．
ICG （経動脈）	シャント部位の血行動態を術中確認できる．シャント部位の血流を temporary clip で仮遮断した後，経動脈的に ICG を投与し，その後遮断を解除すると非常にわかりやすい．	術中にカテーテルを誘導する必要がある．
ICG （経静脈）	カテーテルの誘導なしに経静脈投与で血行動態の確認が可能である．シャント部位を閉鎖後，他の流入血管の有無をチェックできる．	ICG が Wash out されるのに時間を要し，連続で検査ができない．
インジゴカルミン	経動脈的にカテーテルに投与する．術中の顕微鏡を用いた明るい視野で血行動態を確認しうる．Wash out も非常に早い．	術中にカテーテルを誘導する必要がある．

② どのような症例に血管内手術が有用か

脊髄血管奇形（dural AVF/AVM）に直達手術と血管内手術のどちらを適応するかの選択は施設により異なっている．ここでそれぞれの利点・欠点を振り返りつつ，外科手術を行う立場から「どのような症例に血管内手術が有用か」という問いに答えてみたい．

血管内手術は何といっても低侵襲であり，患者にとって心の壁が低い．背中を切って脊髄を手術することに比較して受け入れやすい治療であると思われる．また，緊急を要する症例には，血管撮影による確定診断後，そのまま連続して治療を行うことも可能である．しかし，この治療の最大の問題点は，対象が小さく複雑であるため，極めて鮮明な画像でないと血管構造の理解が難しく，塞栓すべき対象血管と前脊髄動脈などのリスクの高い分枝を見分けなければならないこと，そしてひとたび NBCA などを用いて塞栓した場合にはやり直しがきかず，重篤な合併症を招きうること．また，合併症を恐れるあまり不完全塞栓に終われば，再発につながることなどがあげ

られる．このように対象は小さいものの重篤な合併症を招きうる治療であるため，本疾患の塞栓術は十分な経験を有する術者とともに施行してほしい．

一方，直達手術はシャントポイントを直視化で確認し，いったんテンポラリークリップをかけるなどして補助診断を行うことで再確認できることが利点である．以前は術中血管撮影の質が低かったため，病変は直視できるものの血管構造の理解ができず十分な処置ができないことがあった．しかしハイブリッド手術室の導入後は術中に高画質の画像診断を行い，MEPで麻痺のないことを確認したうえでシャントの最終処理が行えるようになった．

しかし外科にも問題がある．特にPerimedullary AVFにおいては，シャントポイントが腹側に存在することが多く，アプローチを工夫する必要がある．前方アプローチも可能であるが，中下位頚椎以外はその侵襲性は格段に上昇する．後方アプローチにおいて脊髄のrotationを試みることも可能であるが，高度な技術と顕微鏡の角度など視野の確保に工夫を要し，出血を招く可能性もある．その点，血管内手術はカテーテルの誘導ができれば治療可能である．

直達手術と血管内手術の選択は術前画像診断，血管奇形の分類などよりそれぞれの特徴を理解し，使い分ける必要がある．どちらの治療も行うことのできる二刀流医師が担当するか，それぞれのエキスパートのいる施設で治療を行うべきであろう．いずれかの方法が明らかに有効と判断した場合は最初からその方法で，そうでないときはまず血管内手術でトライし，無効なら直達手術で行うといった相補的な「ハイブリッド(hybrid)」を用いて，疾患を安全に完治させることが患者にとっても有用と考える．

文献

・Spetzler RF, et al.：J Neurosurg 2002；96(2 Suppl)：145-156.
・Bakker NA, et al.：Neurosurgery 2015；77：137-144.
・Takai K, et al.：Neurosurg Focus 2012；32：E8.
・Kiyosue H, et al.：Stroke 2017；48：3215-3222.

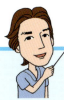

Dr. 吉村のワンポイントアドバイス

脊髄AVシャントをどう治療するか？

脊髄AVシャントのうち，特にdAVFの外科治療は極めて安全性が高いため，外科治療を第一選択としています．一方，perimedullary AVFになると外科手術も難易度が上がります．血管内治療においても，塞栓中にはじめて見えてくる重要血管もあり，もし塞栓物質が入ってしまうと取り返しがつきません．このように脊髄AVシャントは極めてデリケートな疾患だと思います．

慣れないメンバーでの治療はお勧めできません．経験豊富な外科医，血管内治療医，そして本人や家族で十分に相談したうえで治療すべき疾患だと考えます．

索引

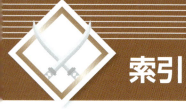

索引

和文

あ

アスピリン ─── 50
イメージトレーニング ─── 10
インジゴカルミン ─── 191,192
ウロキナーゼ動注 ─── 103
大型中大脳動脈瘤 ─── 99
大型内頚動脈瘤 ─── 41
オープンセルステント ─── 96

か

外側線状体動脈 ─── 116
開頭クリッピング術 ─── 108
開頭ネッククリッピング術 ─── 77,101
開閉頭 ─── 13
解剖 ─── 13
活性化全凝固時間 ─── 124
合併症 ─── 16
冠動脈スクリーニング ─── 131
急性期バイパス術 ─── 121
極小動脈瘤 ─── 76,80
虚血合併症 ─── 50
巨大動脈瘤 ─── 51
巨大内頚動脈瘤 ─── 51
緊急バイパス(術) ─── 116,118,120
グラフト ─── 56
クリッピング(術) ─── 4,7,9,10,11,42
　──オンラッピング ─── 71
クロピドグレル ─── 50
経静脈ICG ─── 192
経静脈的塞栓術 ─── 154,174
経シルビウスアプローチ ─── 24
経動脈ICG ─── 191,192
頚動脈逆行性ステント留置術 ─── 138
頚動脈狭窄(症) ─── 122,129
頚動脈血栓内膜剝離術 ─── 9
頚動脈ステント留置術 ─── 10,17,124,132
経動脈的塞栓術 ─── 154,174
頚動脈内膜剝離術 ─── 17,124,132
経皮的脳血管形成術 ─── 146,147
経皮的バルーン拡張術 ─── 116
頚部内頚動脈狭窄症 ─── 17
血管解離 ─── 148
血管撮影 ─── 192
血管損傷 ─── 148
血管内超音波 ─── 134
血管内治療 ─── 2,69,76
血管吻合トレーニング ─── 13
血小板凝集能 ─── 88,89
血小板反応性検査 ─── 89
血栓回収(療法) ─── 17,19,119
血栓化動脈瘤 ─── 112
血栓症 ─── 87
顕微鏡下蛍光血管撮影 ─── 168
コイル塞栓術 ─── 4,11,26,42
コイル併用 ─── 50
後下小脳動脈 ─── 57
抗血小板薬 ─── 50
抗血小板療法 ─── 50
後頭蓋窩硬膜動静脈瘻 ─── 172
国際未破裂脳動脈瘤研究 ─── 52

さ

再発前交通動脈瘤 ─── 107
再破裂 ─── 74
残存ネック ─── 111
ジェイルテクニック ─── 30
シミュレーション ─── 10
視野障害 ─── 41
シャント凝固切開 ─── 175
集学的アプローチ ─── 186
主幹動脈急性閉塞 ─── 114
出血合併症 ─── 50
術中補助診断 ─── 192
静脈洞形成術 ─── 154,162
静脈洞塞栓術 ─── 154
視力障害 ─── 28
深部吻合 ─── 66
髄液鼻漏 ─── 169
髄液漏予防 ─── 178
ステントアシストコイル ─── 72
ステントアシストテクニック ─── 24,96
ステント併用コイル塞栓術 ─── 32,58
ステントリトリーバー ─── 119
ストラット ─── 39
ストラテジー ─── 14
脊髄AVシャント ─── 193
脊髄動静脈奇形/硬膜動静脈瘻 ─── 187
石灰化病変 ─── 127
石灰化プラーク ─── 124
積極的内科治療 ─── 146
セミジェイリング法 ─── 93
セミジェイルテクニック ─── 26,30,31,69,74
前下小脳動脈 ─── 57
前床突起 ─── 28
　──削除 ─── 92
穿通枝 ─── 5,49
　──梗塞 ─── 73
前頭蓋底dAVF ─── 166,170,171
前頭蓋底硬膜動静脈瘻 ─── 164
前脈絡叢動脈 ─── 33,36,49
　──瘤 ─── 39
総頚動脈起始部狭窄症 ─── 136
ソフトプラーク ─── 134

た

大動脈造影 ─── 137
大脳半球間裂アプローチ ─── 108
ダイレクトクリッピング ─── 71
ダブルカテーテルテクニック ─── 96
たわみ ─── 29
弾性反跳 ─── 148
血豆状動脈瘤 ─── 67,68,74
中間カテーテル ─── 29
中大脳動脈狭窄 ─── 144
直達手術 ─── 2
椎弓切除 ─── 188
椎骨脳底動脈瘤 ─── 62
定位放射線治療 ─── 154,174,182
ディスタルアクセスカテーテル ─── 81
テンポラリークリップ ─── 193
頭蓋内出血 ─── 50
頭蓋内内頚動脈狭窄 ─── 144
動脈瘤穿孔 ─── 75,79
ドップラー ─── 37
トランスセルテクニック ─── 30
トレーニング ─── 7,10

な

内頚動脈-RA-M2バイパス ─── 54
内頚動脈-前脈絡叢動脈分岐部動脈瘤 ─── 33
内頚動脈後交通動脈瘤 ─── 91
ナローネック ─── 31,42
難易度 ─── 49
二刀流 ─── 2

日本脳神経外科学会専門医 ……… 17
脳血管内治療専門医 ………………… 16
脳血流検査 ………………………… 131
脳神経外科専門医 ………………… 16
脳神経血管内治療学会専門医試験
……………………………………… 9
脳卒中治療ガイドライン ………… 19
脳底動脈先端部動脈瘤 …………… 4
脳動静脈奇形 ……………………… 180

は

バイパス（術） ……… 7,9,10,42,58,66
ハイブリッド ……………………… 193
　——手術 ………… 8,13,14,34,68
　——手術室 ……………………… 166
ハイフローバイパス
　…………………… 7,52,53,55,56,72
ハイリスク瘤 ……………………… 28
パッチグラフト …………………… 126
バルーンアシストテクニック
　…………………………… 10,24,95
破裂大型脳底動脈先端部動脈瘤 … 3
半球間裂アプローチ ……………… 110
光干渉断層診断（法） ……… 133,134
光透過法 …………………………… 88
皮質静脈逆流 ………………… 153,158
プラーク逸脱 ……………………… 133
プラークイメージング …………… 123
ブレイデッドステント …………… 96
ブレブ ……………………………… 26
フローダイバーター（留置術）
　… 17,24,29,32,42,43,48,50,52,58
平均通過時間 ……………………… 114
傍床突起内頚動脈瘤 ……………… 4
母血管閉塞 ………………… 42,52,55,70
　——術 …………………………… 49,58

ま

マルチプルオーバーラッピングス
テント ……………………………… 72
未破裂前交通動脈瘤 ……………… 83
無症候性海綿静脈洞部内頚動脈瘤
　…………………………………… 55
網膜中心動脈 ……………………… 169

や

雪どけ効果 ………………………… 149

横静脈洞・S状静脈洞部硬膜動静脈
　瘻 ………………………………… 152

ら

留置困難 …………………………… 52
瘤内造影 …………………………… 36
瘤内フローダイバーター ………… 48
ローフローバイパス ……………… 55

わ

ワーキングビュー ………………… 81

欧　文

数字

2剤併用療法 ……………………… 88
3D形状コイル …………………… 82
3剤併用療法 ……………………… 89
9スコア分類 ……………………… 88

A

ACT ……………………………… 124
Adamkiewicz動脈 ………… 188,191
AHA/ASAガイドライン ……… 119
AHAガイドライン ……………… 19
Allcock test ……………………… 95
ARUBA trial ……………… 182,185
ASPECTS ………………………… 119
AVM（Arteriovenous malformation）
　…………………………………… 18
　——の治療方針 ………………… 185

B

balloon neck plasty ……………… 4
blister-like aneurysm …………… 68
BOT（Balloon occlusion test） … 72
braided stent ………………… 30,96

C

cadaver dissection …………… 3,7,11
carotid-ophthalmic artery aneurysm
　…………………………………… 27
CAS ………………… 10,17,124,132
CEA ……………… 9,10,17,124,132
COSS試験 ………………………… 150
CYP2C19 ………………………… 88

D

DAPT …………………………… 88,124
DAWN …………………………… 119
DESUSE3 ………………………… 119
double-layer micromesh stent … 134

E

EC-ICバイパス術 ……………… 146
elastic recoil …………………… 148
Enterprise 2 ……………………… 30

F

FD留置 …………………………… 53
flow diverter …………………… 4
FRED …………………………… 48

H

herniation technique …………… 96
horizontal atent ……………… 4,5
hybrid …………………………… 193

I

IC paraclinoid aneurysm ……… 23
ICG ……………………………… 37
IHA（interhemispheric approach）
　…………………………………… 110
IntrePED試験 …………………… 50
ISAT（International Subarachnoid
　Aneurysm Trial） …………… 7,19
isolated sinus ……………… 153,157
ISUIA …………………………… 52

J

JET study ……………………… 149
JR-NET2 ………………… 170,179

K

Kakariaの分類 ………………… 176

L

laser cut stent ………………… 30
Lawtonの分類 ………………… 176
loop & trap テクニック ………… 97
loop trap technique …………… 90
low-angled approach …………… 39
LVIS ………………………… 30,69

M

MCA瘤 103
MEP 37,124,192
MOMA 134
MRプラークイメージング 131
MTT (Mean Transit Time) 114

N

NBCA 162,166,188
Neuroform Atlas 30,94,98
non-sinus type 166

O

OA-PICAバイパス 59,60,62
Onyx 160,162,179,183
open cell stent 26

P

paraclinoid aneurysm 23,27,32
Pcom 91
Pcom sacrifice 95
perimedullary AVF 193
Pipline 45,48
poor metabolizer 88

proximal & distal protection 132
PRU 89
PTA 103
pterional approach 112
PUFS 52
pull-through technique 141,142

R

radial artery 54
RAPID 119
red vein 167
retrocarotid space 92
retrograde trans-CCA direct approach 142
retrosigmoid suboccipital approach 177

S

SAMMPRIS試験 146,150
SAPT 124
SIR (signal intensity ratio) 131
snow plowing effect 149
STA-MCA (M3)バイパス 54
STA-SCAバイパス 63

stent-assisted coiling 17
suction decompression technique 34,106
superior hypophyseal ameurysm 27

T

TAE 154,159,160,162,174,176
TAPT 89
tentrial dAVF 179
trans-brachial approach 142
trans-femoral approach 142
TSS 161
TSS dAVF 152
TVE 154,161,162,174
twist 47,48

V

ventral paraclinoid aneurysm 27
Verify Now 88

Y

Yステント 4,5

あとがき

　最後までお読みいただき，ありがとうございました．本書では前半では「二刀流を学び，教えること」に重きを置き，後半はテクニカルなポイントを中心に解説いたしました．ご意見などある場合には，ぜひ編集部までお寄せください．

　さて，最後に強調したいことが2つあります．まず，本書のタイトルは「二刀流のススメ」といたしましたが，「すべての脳神経外科医が二刀流を目指すべきである」という主旨ではありません．どちらかの治療の「一刀流」として徹底的に知識と技を磨くという立場も重要で，尊重すべきと考えています．

　もう一点，それぞれの症例で，治療法選択肢とその実例を示しましたが，これらにあてはまらない治療がベストとなるケースも存在します．個々の患者さんの背景や病状，本人・家族の希望や医師の専門的判断などによって治療選択は変わります．本書に紹介した方法はあくまで参考であって，訴訟などの材料には決して用いないようお願いいたします．

　本書はコメディカルの方や広く医療関係者の方々にもご理解いただけるよう配慮したつもりです．ぜひチームの皆さんでご活用いただき，明日からの診療にお役立てください．

吉村紳一

- **JCOPY** 〈(社)出版者著作権管理機構 委託出版物〉
  本書の無断複写は著作権法上での例外を除き禁じられています．
  複写される場合は，そのつど事前に，(社)出版者著作権管理機構
  （電話 03-5244-5088，FAX03-5244-5089，e-mail：info@jcopy.or.jp）
  の許諾を得てください．
- 本書を無断で複製（複写・スキャン・デジタルデータ化を含みます）
  する行為は，著作権法上での限られた例外（「私的使用のための複
  製」など）を除き禁じられています．大学・病院・企業などにお
  いて内部的に業務上使用する目的で上記行為を行うことも，私的
  使用には該当せず違法です．また，私的使用のためであっても，
  代行業者等の第三者に依頼して上記行為を行うことは違法です．

脳神経外科 二刀流のススメ

ISBN978-4-7878-2315-1

2019 年 12 月 5 日　初版第 1 刷発行

編 著 者	吉村紳一
発 行 者	藤実彰一
発 行 所	株式会社　診断と治療社
	〒 100-0014　東京都千代田区永田町 2-14-2　山王グランドビル 4 階
	TEL：03-3580-2750（編集）　03-3580-2770（営業）
	FAX：03-3580-2776
	E-mail：hen@shindan.co.jp（編集）
	eigyobu@shindan.co.jp（営業）
	URL：http://www.shindan.co.jp/
表紙デザイン	渡邊真介
本文イラスト	イオジン（小牧良次），松川東俊，金城典人
印刷・製本	株式会社　加藤文明社

©Shinichi YOSHIMURA, 2019. Printed in Japan.　　　　　　　　　　［検印省略］
乱丁・落丁の場合はお取り替えいたします．

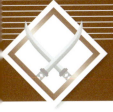

動画再生方法

本文の各論に掲載の「治療の実際」動画をQRコードおよびウェブサイトの掲載動画一覧から，パソコン，スマートフォン，タブレットで再生することができます．再生の際，ID・パスワードを要求されますので，下記ID・パスワードを入力し，ログインしてください．ログインを保持している限り，以降のID・パスワードは要求されません．

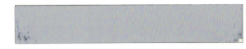

❶ **スマートフォン，タブレットで再生する**
　①本文中の波形図等に付いているQRコードを読み取って再生してください．
　②音声がオフになっていたら，オンにしてください．
　③ブラウザのJava scriptおよびCookieをオフに設定されている場合はオンにしてください（通常，初期設定はオンです）．

❷ **パソコンで再生する**
　以下の手順で再生してください．
　①診断と治療社ホームページにアクセスしてください．
　　http://www.shindan.co.jp/
　②トップページ右上の検索窓に『脳神経外科　二刀流のススメ』または『9784787823151』と入力し，本書の詳細ページを検索してください．
　③ 動画一覧 ボタンをクリックすると，掲載動画の一覧が開きます．
　④見たい動画のタイトルをクリックして再生してください．

❸ **視聴環境**
　・OS　　　　PC：Windows 8.1以上または7/Mac OSX Yosemite以上
　　　　　　　iPhone：iOS9以上，Android：Android 5以上
　・CPU　　　PC：Pentium4 1.8GHz以上
　・ブラウザ　PC：Internet Explorer 11以上/Firefox/Safari/Chrome
　　　　　　　※Internet Explorerは上記対象OS上での最新版のみサポート．
　　　　　　　※CookieとJavascriptを有効にしてください．
　　　　　　　※再生にはAdobe Flash Player®が必要です．

❹ **読者登録のお願い**
　追加情報，再生方法の変更などを読者へご連絡させていただけるよう，読者登録をお願いします．
　診断と治療社ホームページの本書詳細ページの「読者登録」ボタンからご登録ください．

❺ **ご利用上の留意事項**
　①デバイス，通信環境によって再生されない場合があります．
　②再生可能期間は原則として本書発行（最新版）から3年間とします．その後は休止もしくは廃止する場合があります．この場合，読者登録されている方にはメールで代替方法などを連絡する予定です．
　③著者の許可なく，動画ファイルを無断で使用することはできません．
　④再生方法等についてのお問い合わせは，弊社ホームページのお問い合わせフォームより必要事項と問い合わせ内容，本書書名をご記入の上，ご送信ください．